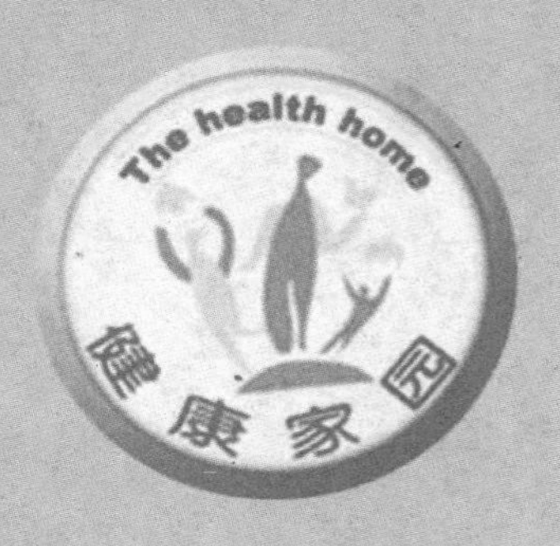

健康教育丛书

主　编　张文康
副主编　佘　靖

专家审定委员会（以姓氏笔画为序）
王永炎　石学敏　卢世璧
吴咸中　沈自尹　陈可冀
胡亚美　翁心植　程莘农
裘法祖

健康家园全国组委会组织编写

健康教育丛书

38

癫痫

编著　郭艾萍

中国中医药出版社

·北　京·

图书在版编目(CIP)数据

癫痫/郭艾萍编著.-2版.-北京:中国中医药出版社,2005.1

(健康教育丛书)

ISBN 7-80156-763-3

Ⅰ.癫... Ⅱ.郭... Ⅲ.癫痫-基本知识 Ⅳ.R742.1

中国版本图书馆CIP数据核字(2004)第133694号

责任编辑:戴皓宁

中国中医药出版社出版

发行者:中国中医药出版社

(北京市朝阳区北三环东路28号易亨大厦

电话:64405750 邮编:100013)

(邮购联系电话:84042153 64065413)

印刷者:北京丰富彩艺印刷有限公司

经销者:新华书店总店北京发行所

开 本:850×1168毫米 32开

字 数:49千字

印 张:5.25

版 次:2005年1月第2版

印 次:2006年7月第2次印刷

册 数:200000

书 号:ISBN 7-80156-763-3/R·763

定 价:10.00元

HTTP://WWW.CPTCM.COM

再版说明

自2000年“健康家园——医学科普进万家10年大行动”开展以来，得到了卫生部、国家中医药管理局及各地卫生行政主管部门的高度重视。截止到目前，此项活动开展了近4年的时间，各地结合自己情况，分别开展了不同的形式多样的医学科普宣传活动，取得了良好的社会效果。作为此项活动的宣教材料——《健康教育丛书》也得到了广大读者的一致好评。据不完全统计，包括赠阅和销售在内，本套丛书已印制发行500余万册，充分证明了广大人民群众对健康教育活动和医学科普知识的需求与渴望。

随着时代的发展，科学技术的发展日新月异，中西医知识亦不断更新，医学科普知识在很多领域的概念和内容也产生了变化，同时出现了一些新的疾病谱，如SARS的暴发流行，使人们对传染病的看法，对医学领域的重视，对人的生命与健康的高度关注等，都产生了深刻的变化，所以修订《健康教育丛书》，使人们对医学科普知识能够耳目一新，是十分必要的。基于以上认识，我们请上百位专家对每一本书都进行了认真的修订，并对有些内容进行了删减，如医院专科、因地址、电话、邮编及增减医院专科等诸多因素，很难给广大读者一个准确的信息，为避免误导读者，决定删除此栏目。因结核病较前发病率明显提高，同时增加了一本《肺结核》。因艾滋病的增长率很快，引起全世界的高度重视，故又增加了一本《艾滋病》。共计 80 种。在修订的过程中，有关院士非常重视，提出了很多好的修订意见，并帮助对有关内容进行认真审定。再此表示衷心的感谢。

希望本套丛书的修订出版能给广大读者带来更新更全的医学科普知识，为您们的健康幸福生活带来有益的帮助！也希望藉此能把“健康家园”活动更深入地开展下去，并把健康科普宣传活动推向新的高潮！

中国中医药出版社

2004 年 12 月

出版者的话

人生最宝贵的应该是生命和健康，健康与疾病是全社会都非常关注的问题，它关系到每一个人、每一个家庭的切身利益。卫生部和国家中医药管理局领导非常重视这一全社会都非常关注的课题，他们制定的不是重在有病去治，而是无病先防的预防为主的卫生工作方针。2000 年为了积极贯彻江泽民同志崇尚科学，大力开展科学知识普及工作等一系列指示精神，及李岚清副总理在全国九亿农民健康教育工作电视电话会议的讲话精神，精心组织策划了“健康家园——医学科普进万家 10 年大行动”的医学知识普及活动。为了使本次活动有声有色，张文康部长不但亲自担任活动组委会主任，还亲自组织中西医专家学者主编了本次活动的宣教材料——健康教育丛书。丛书共分 78 分册，介绍近百种常见病的一般知识、疾病信号、家庭保健、用药宜忌等防治疾病的知识，并向患者提供与该病有关的信息。旨在提高全民族的健康意识与身体素质，把健康知识送到每一个家庭。

为保证本套丛书的科学性、权威性、实用性、普及性，组委会邀请数位医学界的科学院院士、工程院院士亲自审定，并出任审定委员会委员。出版本丛书是我们出版社的责任，为了使本丛书长盛不衰，我们准备定期修订，以使每个家庭能经常获得防病治病的新知识，使人人享有健康。

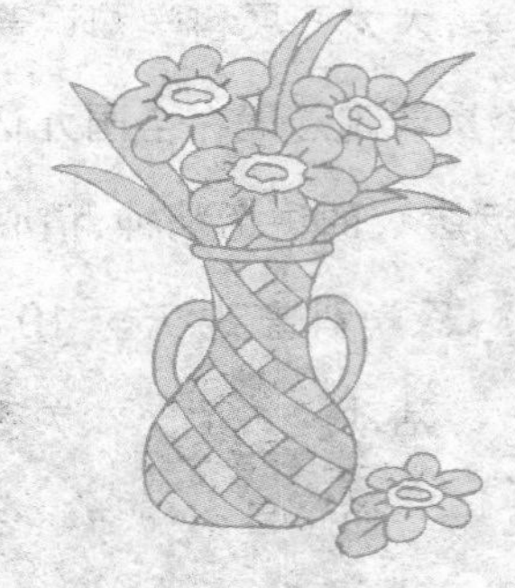

中国中医药出版社

2004 年 12 月

目录

一般知识

疾病信号

就医须知

检查须知

住院须知

用药宜忌

常用药

新药特药

其他治疗方法

家庭保健

预后康复

关键词索引

一般知识

健康需知识
医理是真知

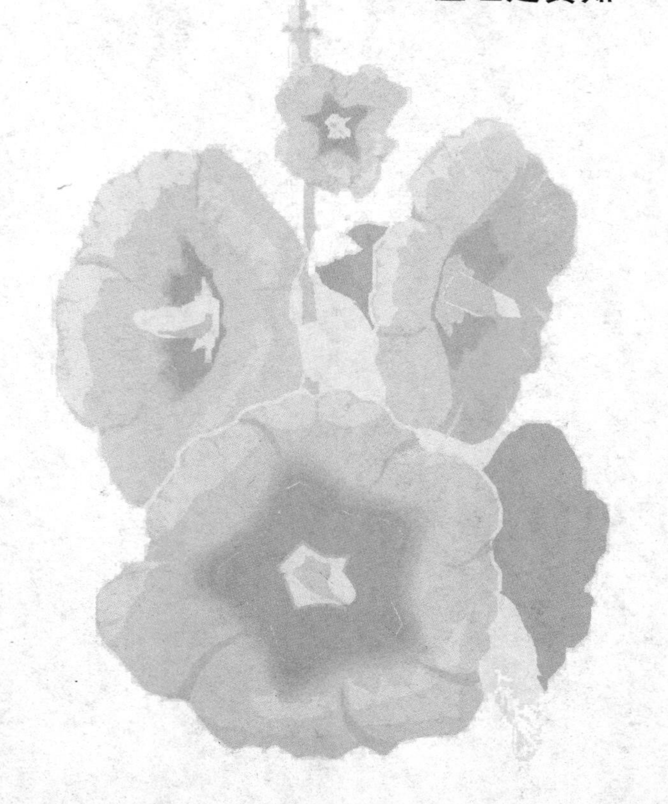

何谓癫痫

癫痫是一种临床综合征或疾病。其特征为反复发作的、大脑神经细胞异常放电所致的大脑功能失调。表现为运动、感觉、意识、精神、植物神经等方面的障碍。

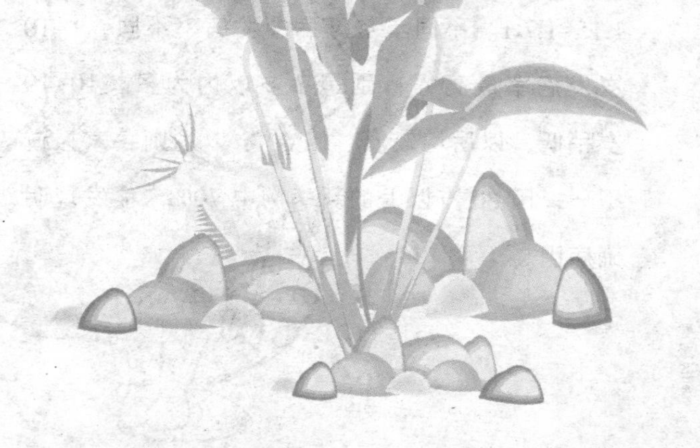

癫痫的发病率和患病率如何

根据国内统计数字，癫痫发病率为每年7.6/10万~40/10万，国外报道为17/10万~70/10万。大多数在20/10万~50/10万。其患病率为3.5‰~4.8‰。如果采用国外标准，把在最近2年内出现1次任何类型的痫性发作的人均包括在内，患病率大约是3‰~6‰。男女之比为1.15~1.7:1。不同年龄癫痫的发病率不同，1~10岁发病率最高，特别是1岁以内为多，10~19岁稍低，以后均较低，但60岁以后则各家报道不一，因60岁以上的新病例中70%未能发现明确病因。

癫痫发作如何分类

癫痫的分类十分复杂。国内有关癫痫发作的分类如下：

一、部分性发作

1.单纯部分性发作，无意识障碍。运动、感觉、自主神经发作。

2.复杂部分性发作，伴有意识障碍，包括仅有意识障碍、精神症状、自动症。

3.部分性发作扩展至全身性发作。

二、全身性发作

1.全身性强直–痉挛发作（大发作）。

2.失神发作（小发作）。

3.其他肌痉挛发作，痉挛发作，强直发作，失张力发作。

三、不能分类的癫痫发作

因资料不足或不能归入上述各类的发作。

四、附录

1.癫痫持续状态

（1）全身强直–阵挛发作状态。

（2）失神发作持续状态。

（3）复杂部分性发作持续状态。

（4）部分性癫痫连续发作。

2.在某些特定情况下的发作

（1）反射性发作。

（2）各种诱发因素（如饮酒、疲劳、情绪等）引起的发作。

（3）周期性发作（如与月经周期、觉醒–睡眠周期等有关的发作)。

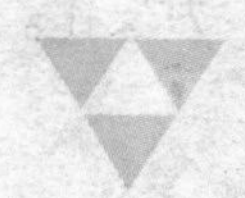

癫痫常见的病因有哪些

引发癫痫的病因大致可分为两类：

1.原发性癫痫：在这类病人的脑部并无可以导致症状的结构变化或代谢异常，起病多在儿童期和青春期。发作类型限于大发作、典型小发作或大型肌阵挛。较易因受到生理和环境的诱因而发作。少数患者有明显家族史，似属于不规则的常染色体显性或隐性遗传。

2.继发性癫痫：是由于多种脑部器质性病变或代谢紊乱所致，又称作症状性癫痫。常见的病因包括：

①先天性疾病：如先天畸形和胎儿感染等。

②颅脑外伤：包括产伤。

③感染：如各种脑部感染或全身性感染伴发中毒性脑病或脑血栓形成等，都可能导致癫痫。儿童多见。

④肿瘤：在中年开始发作的癫痫中，颅内肿瘤是常见的病因，尤其是靠近大脑皮层的肿瘤。

⑤血管疾病：如脑血管畸形。卒中后癫痫多见于中老年人。高血压脑病也常伴有癫痫。

⑥变性疾病：如结节性硬化病、儿童期的变性疾病多引致癫痫发作，成人神经系统变性疾病凡能导致弥散性大脑萎缩者，也均可伴发癫痫。

⑦代谢障碍：如低血糖、低血钙、尿毒症、水中毒等都能产生癫痫。

⑧脑寄生虫病：如脑猪囊虫症，脑血吸虫病。

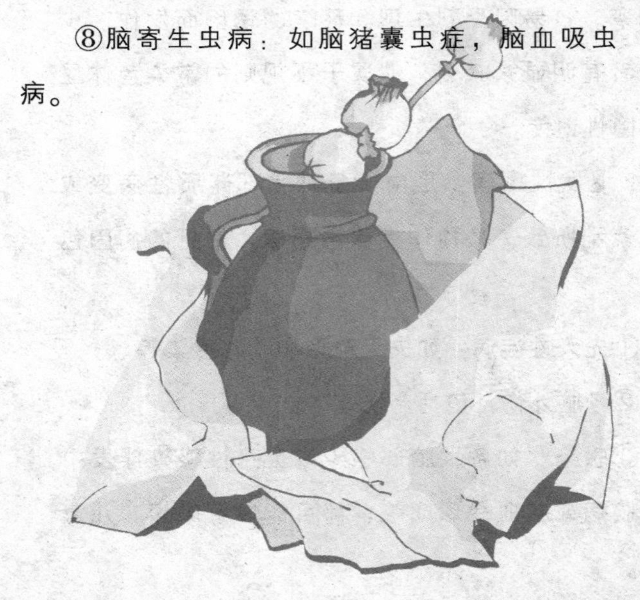

诱发原发性癫痫发作的一般因素有哪些

诱发原发性癫痫发作的因素有生理因素和一般环境因素等，性腺功能也有一定影响。在妇女经前期，各种类型发作常较平日频繁，少数患者仅在经前期或经期有发作（经期性癫痫），个别患者仅在妊娠期有发作（妊娠性癫痫）。甲亢或服用甲状腺素也能促成发作。不少患者的发作和睡眠-觉醒周期有关，有的仅在或大多在日间发作，有的在夜间发作。其他环境因素包括感染、中毒、疲劳、酗酒、睡眠不足、过敏反应，以及突然停服或更换抗痫药物等，也可能促成癫痫发作。

原发性癫痫指的是什么

原因不明的痫性发作称为功能性原发性癫痫，或称为隐源性癫痫。少数原发性癫痫患者有明显的家族史。另有不少患者其亲属虽无发作，却有类似的异常脑电图。遗传因素似属于不规则性的常染色体显性类型，少数可能为隐性。所遗传者并非疾病本身而为发作的预致性，在内外环境变化的条件下产生发作。患者并无继发性癫痫所列的病史，检查亦无神经系统或精神方面的征象。临床表现有共同之处，即起病虽无绝对年限，但大多在儿童期或青春期，发作形式限于大发作和典型小发作。开始为小发作，至青春期前后停止或转化为大发作，或和大发作交替出现。

什么是继发性癫痫

由于脑部或全身其他疾病引起的癫痫发作称为继发性、器质性或症状性癫痫，占癫痫的大多数。其发病年龄不定。发作包括除典型小发作以外的一切形式，也可合并数种类型。发作时多呈现神经或精神征象，自婴儿期或儿童期发病者，常伴有智力发育障碍。常见有先天性和发育异常性疾病，脑部外伤，各种脑内感染，脑部肿瘤，脑部变性疾病，代谢性疾病，以及中毒、缺氧等。

什么是癫痫持续状态

癫痫持续状态有多种类型，临床上常见的是大发作持续状态，是指大发作持续频繁发作。发作时意识丧失，需紧急抢救治疗。给予止痉脱水剂，注意观察呼吸、心率、血压变化，同时纠正电解质紊乱和酸碱失衡，并控制感染。

抽搐就是癫痫发作吗

抽搐可以指抽风，也可以指更轻一些的面肌抽搐、习惯性抽搐。如婴幼儿高热时发生惊厥，低钙时发生手足搐搦，低血糖时发生晕厥等，并不属于癫痫的范畴。

癫痫发作时一定有意识障碍和大小便失禁吗

癫痫大发作时由于呼吸肌强直收缩，呼吸暂停，致全身缺氧，面、唇、肢体发绀，意识丧失，突然昏倒，由于腹肌、膀胱肌和直肠肌阵挛性收缩致大小便失禁。除此之外，各类型小发作包括精神运动性发作均无类似表现。

癫痫发作有先兆吗

有部分病人发作开始前常感觉气往上冲，上腹部不适，眩晕，情绪不稳，以及难以形容的感觉异常等症状、先兆，此为意识丧失前的发作体验。患者往往能记得先兆发作的情况。先兆是复杂部分性发作时的信号症状，意识丧失为先兆的结果。

什么是癫痫大发作

癫痫大发作也称全身性强直–阵挛发作，以意识丧失和全身抽搐为特征。发作可分三期。①强直期：骨骼肌呈现持续性收缩。上睑抬起，眼球上窜，喉部痉挛，发出叫声。口部先强张而后紧闭，可能咬破舌尖。颈部和躯干先屈曲而后反张。上肢自上抬、后旋转为内收、前旋。下肢自屈曲转为强烈伸直。强直期持续 10~20 秒后，在肢端出现细微的震颤。②阵挛期：再次痉挛都伴有短促的肌张力松弛，阵挛频率逐渐减慢，松弛期逐渐延长。本期持续约 0.5~1 分钟。最后一次强烈痉挛后，抽搐突然终止。在以上两期中，同时出现心率增快，血压升高，汗液、唾液增多，瞳孔扩大，呼吸暂时中断，皮肤自苍白转为紫绀。③惊厥后期：阵挛期以后，尚有短暂的强直痉挛，造成牙关紧闭和大小便失禁。呼吸先恢复，口鼻喷出泡沫或血沫。心率、血压、瞳孔等恢复正常。肌张力松弛。意识逐渐恢复。自发作开始至意识恢复历时5~10分钟。醒后感到头痛、全身酸痛和疲乏，对抽搐全无记忆。不少病人在意识障碍减轻后进入昏睡。个别病人在完全清醒前有情感变化，如暴怒、惊恐等，清醒后对发病情况不能回忆。

什么是癫痫小发作

癫痫小发作也称失神发作，典型的表现为短暂意识丧失。小发作以儿童常见，成人少见。临床上有以下几种发作表现（类型）：

（1）典型失神发作：特征为短暂（通常是2~15秒，不超过1分钟）意识障碍发作，大多数患者意识完全丧失，少数患者对周围了解减弱，能听见，但不能回答。突然发生，突然终止，活动、言语中断，两眼凝视，偶尔两眼上翻，有时面色苍白，很少有先兆，常同时有对称、同步、每秒3次的棘慢波小发作放电。由于发作时间很短，可在相当长时间内被患者及家长忽略。

（2）失神伴肌阵挛：有的患者除失神发作外，伴有轻微节律性阵挛发作。最常见于面部或肢体，尤其是眼睑，眼球向上动，有时头部有轻微抽动。

(3) 失神伴失张力发作：失神伴突然全身肌张力丧失而跌倒，以致碰伤额部、鼻或下颌。跌倒后常很快恢复，又称为跌倒发作。有时发作较轻，只是头往下点，又称点头发作。

(4) 失神伴姿势性张力增加：伴一侧或两侧肢体短暂强直。

(5) 失神伴自动症：伴自动症，如伴噘嘴、咀嚼、吞咽动作，拉衣服或其他无目的动作，偶尔也表现为喃喃自语等。

(6) 失神伴植物神经症状：可伴有出汗、流涎或小便失禁等。

什么是精神运动性发作

本型发作时主要特征为具有意识障碍，常见错觉和幻觉等精神症状，以及自动症等运动障碍，故称精神运动性发作。因其多由颞叶病变引起，故又有颞叶癫痫之称。其发作表现有以下类型：

(1) 仅有意识障碍：这种发作应与失神发作鉴别。其不同点在于本型意识障碍常在 1 分钟以上，而真正的失神发作则不超过 1 分钟。有时伴有其他精神运动发作表现，脑电图无失神发作的每秒 3 次棘慢波综合。

(2) 识别性症状

①记忆障碍：患者对发作情况多有遗忘，为

最常见的记忆障碍。有的患者表现为“似曾相识”，即对陌生人或物产生熟识的感觉；有的表现为“旧事如新”，即对熟识的人或环境产生陌生的感觉。

②意念障碍：如出现强迫性思维等。

(3) 情感障碍：可产生发作性情感异常，如忧伤、忿怒、恐惧、大祸临头感、末日感等。

(4) 精神感觉症状

①错觉：听错觉可表现为对音调高低、距离和性质感知的错误。视觉的变化是指清晰度、距离、形状、大小、移动速度等发生变化。如有的患者感觉周围环境好像蒙了一层纱，有时看见地面起伏不平，有时看见柴刀好像扭歪了，有的视物显大，有的视物显小，这些都是较常见的视错觉。

②幻觉：精神运动性发作的幻觉具有复杂、鲜明、生动的特点。且患者的情绪和行为也受其支配。另外还有一种情况，称为梦样状态，此时患者对虚幻时的境遇和当时的

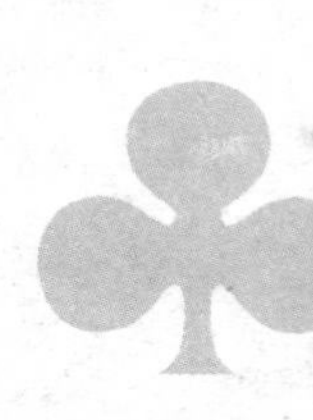

实在处境都能感知，好像做梦一样。

(5) 精神运动症状：以自动症最常见，自动症又以行为自动症和口咽自动症最常见。口咽自动症表现为口咽部不自主动作，如吸吮、咀嚼、吞咽、流涎等；行为自动症则表现为单调而不协调的动作，如用手摩擦衣服，解纽扣，手举起在空中画圈等。有时较为复杂的自动症则可表现为梦游或漫游。

(6) 复合型：可表现为多种复杂症状的综合。有的产生病理性激情，突然暴发冲动，甚至发生违法行为。有的病例形成较为持久的精神状态。有的为发作性，一段时间自行缓解。也有的持续数月或数年，成为慢性癫痫精神病，可表现为被害、夸大或疑病妄想，听幻觉，视幻觉，强迫性思维，自创新词，以及各种形式的思维障碍。其症状酷似精神分裂症，因此，又称为癫痫性类精神分裂症。应注意与精神分裂症鉴别。

什么是前庭性癫痫

发作前多无任何先兆，发作时常突感头昏或头重脚轻或视物晃动，只有极少数患者出现眩晕，发作持续数秒至数分钟，不伴恶心、呕吐，常继发其他形式的发作。

什么是腹型癫痫

腹型癫痫是癫痫的特殊类型，其发病机制多数学者认为属于植物神经性或间脑性发作，是皮质下植物神经中枢一丘脑下部发作性功能紊乱的一种表现。

常以周期性呕吐和腹痛为主要表现，典型发作每次呕吐持续 20~40 秒，每日可出现多次或数日出现 1 次。腹痛常持续数分钟或数十分钟，也可演变成全身发作。脑电图示发作时一侧半球近中线处有高幅节律，睡眠诱发脑电图可见棘尖波活动，多以额、颞中央区为著。CT 表现为同侧颞叶内侧及下丘脑低密度，肿瘤多见。

什么是头痛性癫痫

头痛性癫痫是以剧烈头痛为主要症状的癫痫发作。发作前多有先兆，如幻视、复视、畏光、视物不清、黑蒙、眼前出现闪烁等视觉症状，随之出现头痛。头痛的部位可在一侧、前额、两颞、顶部、枕部或全头。痛的性质也不一样，可有胀痛、跳痛、刺痛、撕裂痛。多为不能忍受的剧烈痛，有的抱头痛哭，甚至嚎叫。可伴有恶心、呕吐、多汗，可有面色潮红或苍白，精神烦躁，恐惧不安，也有的伴有肢体麻木或轻微肢体抽动，以及体温和血压升高等。突然发作，突然停止。每次发作时间不定，一般数分钟至数十分钟。个别也有数秒钟或数小时的。可发生于任何年龄，但以青少年和儿童多见，女性较男性为多。精神因素、过度疲劳、饮酒、吸烟、饮茶等均易诱发。脑电图多有痫波发放。一般止痛药无效，而抗癫痫药物治疗有效。

何为难治性癫痫

对于诊断明确的各型癫痫，针对性单联、多联或者综合多种治疗药物和措施，终不能缓解症状且对抗癫痫药不敏感的癫痫病，称为难治性癫痫，约占癫痫患病者30%左右。

反射性癫痫指什么

反射性癫痫又称诱发性癫痫或感觉诱发性癫痫，是指既往无癫痫发作病史的“健康人”或少数癫痫患者，在一定条件下（有癫痫发作的易感性或有癫痫源性病症），由视觉、听觉、嗅觉、躯体觉、内脏觉及精神刺激所诱发的癫痫发作。其发病率低，约占癫痫的1%。

什么是良性运动性癫痫

良性运动性癫痫以单侧躯体感觉性或运动性癫痫发作和颞中区棘波为特征。

癫痫发作的病理机制是什么

癫痫的发病机制牵涉到神经系统的内在性质，兴奋、抑制两过程的平衡失调，发作的起点，神经冲动的同步性，发作的传播及其终止等。虽然已有许多学说，但迄今尚未完全阐明。总的说来，所有的痫性发作都是因为大脑神经元过度放电而引起。正常神经系统对神经元的放电频率及其扩展均有一定的控制作用。引起大脑神经元过度放电即痫性发作的因素可能是多方面的。

（1）兴奋冲动过多。注射兴奋药物如戊四氮，可使正常人发生痫性发作。

(2) 抑制冲动不足。在癫痫病症中，生化分析可见抑制性物质γ-氨基丁酸减少。此外，脑部病变也可能损害正常时发出抑制性冲动的神经元群或其通路。

(3) 膜电位不稳定。多种器质性病变可以损害神经元的膜结构及其相对稳定的极化状态。全身性代谢性障碍如低血钙、甲亢等能提高神经元膜的兴奋性。神经细胞能量（葡萄糖、氧）供应缺乏时，影响其排钠蓄钾功能，致使兴奋性冲动引起的神经元膜去极化不能迅速恢复，使兴奋状态得以持续。

(4) 遗传因素。遗传的预致性能使较轻的代谢紊乱或其他上述变化易于促成发作。

癫痫会遗传吗

目前，对癫痫和遗传的关系大致有两种意见：一些人认为遗传是原发性癫痫的主要原因。另一些人认为真正由遗传因素所引起的癫痫只占极少数，大多数所谓原发性癫痫是由某种疾病或外伤等原因所造成。尽管他们出生后不久就有了癫痫，但实际上它可能是某种先天性疾病的表现而非遗传病。随着科学技术的发展，新的检查仪器如CT扫描的应用，使一些以前被认为是原发性癫痫的患者也被揭示出了脑部病变。

多数人认为大部分癫痫发作是没有遗传的，尤其是部分性发作或有明显病因者遗传倾向更小。少数人（大发作）与遗传因素有关，遗传因素可以使脑的内存抗惊厥能力（惊厥阈）下降。同一种诱因条件下，一个有遗传倾向的人可能会发生癫痫，而正常的人则可能安然无恙。一般医生往往要参考以下几点来判断患者的癫痫是否与遗传有关：①有无家族史。②染色体检查是否异常。③除癫痫发作外，是否还伴有其他神经系统的先天性缺陷。

癫痫的发作类型与发作年龄有关系吗

有多种原发性癫痫的遗传因素，其外显率和年龄有密切的关系。另一方面，大脑的发育过程也影响癫痫的发作形式。新生儿期和婴儿期首次有癫痫发作者多为脑器质性疾病，如产伤、感染、先天性脑部疾病等。例如，儿童期失神癫痫，多在6~7岁开始，青春期后常转化为全身性强直–阵挛发作。又如，婴儿痉挛症多在1周岁以内开始，数年后转变为不典型失神发作、全身性强直–阵挛发作等。原发性癫痫多在20岁以前开始发作。对于青年及成年人来说，颅脑外伤是一重要原因，中年期由颅内肿瘤所致者较多见，老年期则以脑血管病占首位。

婴儿痉挛症是癫痫病吗

婴儿痉挛症是儿童期癫痫的一种类型，也称 West 综合征。发病皆在出生后 1 年内，尤其是 3~7 个月间。大部分病例是由于围产期缺氧缺血、结节硬化和大脑发育不全而致。发作表现为短促的强直性痉挛，以屈肌为著，常呈突然的屈颈、弯腰动作，也可涉及四肢。每次痉挛约 1~15 秒，常连续发生数次至数十次，以睡前和醒后最为密集。脑电图示弥漫性高电位不规则慢波活动，杂有棘波和尖波，痉挛时则出现短促低平电位。这种发作于 2~5 岁间消失，但多症状者和治疗无效的特发性者，渐有明显的智能障碍，半数以上转化为不典型失神发作、全身性强直-阵挛发作或精神运动性发作。

少年肌阵挛癫痫什么时间易发作

少年肌阵挛癫痫又称冲动性小发作。此症状群发生在青春期，特征为双侧、单一或重复、节律性、不规则的肌阵挛抽动，主要在手。有的患者一次抽动可引起突然跌倒，无明显意识障碍。可有遗传性，性别分布相等。常有全身性强直–阵挛发作，少有失神发作。常在觉醒后不久发作，睡眠剥夺可以诱发。发作间期和发作期脑电图均有快速、普遍性、不规则的棘慢波和多棘慢波。

睡眠－觉醒周期与癫痫发作有关系

癫痫发作与睡眠-觉醒周期有一定的关系。有的多在白天发作，有的则多在夜间睡眠中发作。全身性强直-阵挛发作容易出现于觉醒时、入睡后半夜或觉醒前、刚入睡及傍晚松弛期。通常把发生于觉醒时及傍晚时的发作称为觉醒癫痫，入睡后或觉醒前发作者称睡眠性癫痫，觉醒及睡眠时均有发作者称不定期癫痫。据统计，其中觉醒癫痫占 33%，睡眠癫痫占 44%，不定期癫痫占 23%。复杂部分性发作容易见于睡眠期中，睡眠对其有诱发发作的作用。脑电图异常放电率睡眠期较觉醒期高 3 倍以上。婴儿痉挛症通常在入睡前或睡醒后发作，良性中央-颞棘波癫痫几乎均在夜间发作，失神发作多在觉醒期发生。

脑血管病与癫痫

纯属由脑血管疾病引起的癫痫不太多。国内资料统计，此类癫痫占继发性癫痫的5.16%。各种不同脑血管病的癫痫发生率与发作类型亦不相同。脑梗死中动脉闭塞所致癫痫的发作率为10%~30%，其发作形式多为部分性或全身性。颈动脉狭窄者多为部分性发作。脑蛛网膜下腔出血者多为全身强直-阵挛性发作及部分性发作等。脑血管病引起癫痫发作的机制，脑梗死者早期可能系由于局部脑组织缺血、缺氧等导致钠泵衰弱，钠进入神经细胞内，改变了细胞膜的稳定性，使之发生过度去极化所致。在晚期，虽然局部循环改善，水肿消退，但可能与神经元的变性、胶质增生及血红蛋白、铁、铁蛋白等作用有关。脑出血早期继发癫痫主要由于出血激发脑血管痉挛，局部脑水肿，使受累大脑皮质缺血、缺氧、代谢障碍而致大量神经元异常放电所致；晚期继发癫痫除局部血红蛋白、铁及铁蛋白的作用外，还可能与中风囊的机械刺激有关。脑蛛网膜下腔出血之早期发生癫痫，可能与急性期血管痉挛和固有液成分刺激等有关；晚期可能与局部血肿机化、压迫、破裂的动静脉畸形形成动脉瘤等刺激有关。

以癫痫为首发症状的急性脑血管病预后不良

临床观察结果表明，脑血管病预后不良症状的检出率为9.50%；不同类型脑血管病中以癫痫为首要表现者在蛛网膜下腔出血占25.00%，脑梗死占9.52%，脑出血占7.00%，死亡率18.20%~34.78%。以癫痫为首发症状的急性脑血管病，不论是出血性还是缺血性病变，急性期并发癫痫多为全面强直–阵挛发作。皮层下及基底节区出血>30毫升者占57.14%；多灶脑梗死和大面积脑梗死者占66.67%。

卒中后早期癫痫的发作与脑血管痉挛、血液刺激、脑水肿使脑缺血、缺氧有关。早期血肿、脑水肿等因素多可于治疗短期内消退。这种发病机制决定了其癫痫治疗效果与转归较好。但以癫痫为首发症状的急性脑血管病患者住院期间死亡率高，近期预后不良。因此，在积极治疗脑血管病的同时，进行有效的抗癫痫治疗，有助于降低脑血管病急性期的死亡率。

颅脑肿瘤与癫痫

颅脑肿瘤是继发性癫痫中较常见的原因之一，尤其是晚发性癫痫所占比例更高。有时癫痫可作为颅脑肿瘤的首发症状，甚至为唯一症状。脑瘤的癫痫发生率占 37%~44%，幕上者发生率较高，约占 50%，幕下者发生率较低，占 5%~20%。幕上者以额部、顶部发生率高，颞叶次之，枕及基底节者发生率低。小儿以脑胶质瘤发生癫痫的比例最高，成人除脑胶质瘤外脑膜瘤发生癫痫者多。凡肿瘤性质为良性，生长缓慢，且靠近大脑皮质者癫痫发生率高。脑肿瘤细胞本身不具有痫性放电，其引起癫痫发作的原因系由于肿瘤膨胀性生长，压迫了其周围的脑组织及血管，导致脑水肿、肿胀、缺氧、缺血、脑组织硬化及萎缩，从而使神经元细胞代谢异常，膜电位改变，在内源性或外源性因素刺激下，产生异常放电而引起癫痫发作。手术切除脑肿瘤后，可使 80%患者的癫痫发作缓解或改善，但原无癫痫发作的脑肿瘤患者在手术后引起癫痫发作的也较常见。

颅脑外伤与癫痫

分娩时颅脑损伤是小儿期癫痫发作的主要原因，约占8%~11%。这是由于胎儿或初生儿对脑缺氧、缺血耐受性差，发生神经细胞病灶性或层状缺失和胶质增生而引发癫痫。癫痫发作在乳儿期出现率较高，在较大儿童中出现率低。成人开放性颅脑损伤癫痫发生率较闭合性者为高。前者为38%~41%，后者为12%~16%。癫痫发生与外伤部位密切相关，以大脑额叶皮质运动区及颞叶尤其是颞叶内侧面损伤发生率更高。损伤后由于大脑皮质锥体细胞轴突侧支破坏，造成其反馈抑制过程减弱，加之皮质锥体细胞顶树突损伤，导致神经元过度放电而引起癫痫发作。此外，外伤瘢痕引起神经元突触机械扭曲，胶质增生，血脑屏障及血液循环和生化改变等因素也可引起神经元兴奋性升高，膜电位平衡与稳定性紊乱，从而导致癫痫性放电发生。

颅内感染与癫痫

各种急、慢性细菌感染及病毒感染，如脑膜炎、脑脓肿、脑结核等都能导致癫痫。脑炎、脑膜炎的急性期，皮质静脉或动脉的血栓形成，脑水肿、病原菌的毒素等皆是致痫因素。在感染后则脑膜和皮质内的瘢痕形成是产生癫痫的主要原因。表现为全身性强直–阵挛发作，也可部分性发作，一些患者可同时有几种形式的发作。脑电图常呈弥漫性异常。患者在急性期不伴有全身感染的征象及神经系统缺失特征。其中脑脓肿的癫痫发生率约为15%~50%，甚至更高。

脑萎缩能致痫吗

虽然众多学者提出单纯脑萎缩不能完全解释其致痫作用，但 Meyen 等的研究提到，弥漫性萎缩在癫痫的发病机制中可能起到一个重要的作用。后来 Authur 及 lühdorf 等认为，脑萎缩应该作为晚发性癫痫的一个独立病因，特别是局灶性萎缩出现癫痫的机会更多。头颅 CT 有助于诊断。

偏头痛与癫痫

偏头痛是常见的头痛类型，是一种慢性、复发性、使人丧失工作能力的头痛。有遗传倾向，是由多种因素所致颅内外神经–血管功能障碍的非痫性发作性疾病。以反复发生短暂性偏侧或双侧头痛为主要特征，间歇期恢复正常。偏头痛病人中有 2%~3%有癫痫家族史。6%~8%的偏头痛病人有癫痫发作。偏头痛和癫痫发作都可分为4期：前驱期（或前驱症状）、先兆期、发作期和消散期（发作后期）。多数病人于全身强直、阵挛或强直–阵挛性发作后均有明显的偏头痛，少数头痛性癫痫更是以头痛为主要表现。发作性意识丧失和不同脑部损伤引起的如瘫痪等体征是癫痫发作的常见表现，复杂的视幻觉多为癫痫，很少作为偏头痛的表现。旋转性、红色为主的彩球样闪光或没有一定轮廓和图形的视幻觉或周期性视觉改变常为枕叶癫痫。癫痫病人的头痛多在发作前或后，在发作中极少出现头痛或头痛程度轻。自动症是复杂部分性癫痫发作的主要症状，而偏头痛病人则少见。癫痫脑电图多为阵发性异常，棘波、棘慢复合波往往占明显的优势，开始和终止都有明确的界限。脑电图在诊断偏头痛方面价值甚微。偏头痛发作期脑电图可以没有改变或显示背景节律变慢，无发作性阵发性异常，间歇期也可见功能性慢波，可有阵发性异常，中颞或前颞导比较明显的尖波仅出现在觉醒和嗜睡阶段，并出现在病变同侧，入睡后则消失。癫痫的药物治疗是要抑制神经元的异常放电，而偏头痛则是要阻滞产生头痛的神经体液机制或血管舒缩运动机制。癫痫要连续治疗，而偏头痛治疗可以是间断的。

可能与癫痫相混淆的变异型头痛

1.基底型偏头痛：先兆期通常持续不超过1小时，然后出现头痛。下列先兆症状中有两项就可以诊断：①构音障碍；②眩晕；③耳鸣；④听力减退；⑤复视；⑥双眼颞侧视野和鼻侧视野同时出现视觉症状；⑦共济失调；⑧意识水平下降；⑨双侧同时出现感觉异常。

2.精神错乱型偏头痛：以典型的偏头痛先兆，头痛（可能不明显）和精神错乱为特征，后者可出现在头痛前或头痛后。

高热惊厥与癫痫

高热惊厥是指在任何小儿发热性疾病中，凡体温在38℃以上，因脑部神经元异常放电所引起的惊厥。据统计，高热惊厥患儿发生癫痫的概率较一般小儿高5倍。5岁时2%，10岁时4.5%，15岁时5.5%，到25岁时增加至7%。以强直–阵挛性发作为最常见的临床发作类型。在部分性发作的癫痫患者中，近25%的患儿有高热惊厥史，小儿颞叶疾病中约1/3是由严重或反复发作的高热惊厥引起的。6个月至4岁间，是颞叶内侧、海马区结构最易受缺氧性脑损伤的时期，也是高热惊厥的好发年龄。在对高热惊厥患儿脑电图随访中发现，异常图形有局限性慢波活动、局限性或普遍性棘波、普遍性棘慢复合波及异常Q节律等。

妊娠与癫痫

妊娠与癫痫的关系密切，多数学者研究表明，约40%的癫痫患者在妊娠期发作次数增加。原发性癫痫在妊娠最初3个月或最后3个月可见发作次数增加，病情加重。多数在分娩后发作频率恢复到妊娠前水平，亦有此后逐渐恶化者。要注意的是，有的产妇为了减免抗癫痫药物对胎儿的影响，而减少用药量或完全停用抗癫痫药，导致病情加重，甚至呈持续状态。一般仅有一次发作，多在妊娠后期出现，常无需治疗。另外，妊娠前无癫痫发作而于妊娠期发生癫痫者，约有2%可在分娩后遗有癫痫发作。

疾病信号

病发有前兆
贵在发现早

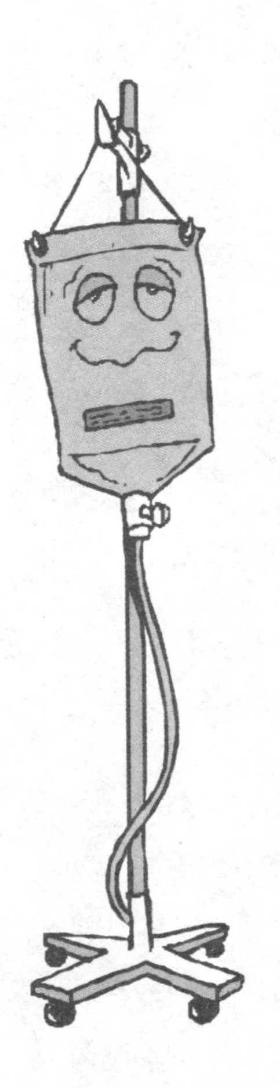

强直-阵挛发作

大众所称的“羊羔风”或者是经常在某种场合下见到的倒在地上抽搐的病人,多属于强直-阵挛发作的癫痫患者，应立刻将其送医院检查治疗。强直-阵挛发作时异常放电波及全脑，引起全身性肌肉抽动伴意识丧失。典型的发作在发作前常大叫一声，随之摔倒在地，失去知觉，继而全身僵直，头后仰，眼球上翻，喉部发出“咕咕”的声音，上肢屈曲，下肢可伸直，出现短促猛烈的抽动，呼吸暂停，口唇青紫，瞳孔散大，由于舌头被咬破而口内有血沫流出，少数人有小便失禁。抽搐一般持续数十秒到5分钟或更久一些，自动停止。停止后患者往往仍昏睡不醒，四肢变得松软无力，数分钟后缓缓苏醒，神情迷茫，不知所措，除感到头痛、全身肌肉酸痛和疲乏外，对发作的过程毫无所知。

失神发作

良性失神发作多见于儿童，成人少见。以 5 岁左右起病者更多，15 岁以后罕见。女性多于男性。这种发作不影响智力。发作时患儿正在进行的活动突然停止，语言中断，双眼茫然，呼之不应，手中持物坠落，有时出现脸色苍白，也可伴有噘嘴、眨眼、吞咽动作或喃喃自语的自动现象，能很快恢复正常，继续原来进行的活动。如果发作次数稀少，开始家人也许不以为是病态，学龄儿童若在课堂上发作常被教师误认为是“走神或注意力不集中”。发作的特点是短暂，一般为 10~30 秒，不超过 1 分钟。一天可有数次甚至上百次发作。多数患儿发作时神志丧失。少部分患儿对周围了解减弱，能听见问话，但不能回答。个别患儿可伴有面部或肢体轻微抽动，或者头部轻轻点动，甚或出汗、流涎或小便失禁。

肌阵挛发作

肌阵挛发作的特点为短暂快速的单次肌肉抽动，或者全身抖动一下。病人表现为突然单次头、颈、肢体或躯干抽动，可波及某一肌肉的一部分或整块肌肉，甚至某些肌群，整个肢体。抽动之后立即松弛。可为一侧性或双侧性。肌阵挛严重者则全身受到影响，站立时突然失去平衡而跌倒，或从椅内弹出。患者被这种不能自制的抽动所困扰。肌阵挛发作常在 1 次抽动后每间隔 3~6 秒重复抽动 4~5 次，特别是当正要觉醒或入睡时发生。有时肌阵挛发作频率和程度增加，以致形成肌阵挛性癫痫持续状态。但是，即使处于癫痫持续状态，患者意识仍然清醒，有时因此被误诊为癔病。

运动症状的部分发作

患者抽搐常常从身体的某一部分开始，而后渐渐地向其他部位扩展，直到发展为全身抽搐。如果是局限性运动发作，开始可能有咀嚼、眨眼或头和眼向病变相反一侧偏斜而伴有肢体抽搐。如果病变恰好在额叶的姿势中枢，则发作开始即以一种胳膊僵硬弯曲的特殊姿势出现，称为姿势发作。如果头眼转向一侧，甚至向一侧转圈者，称转侧发作。有的患者表现为突然一侧肢体出现发作性短暂性瘫痪，称为运动抑制发作。这种类型的发作一定要尽早看医生，要区别是癫痫发作还是脑血管病变。

具有异常感觉症状的发作

表现为身体某部分的异常感觉，也可能表现为视觉、听觉、嗅觉或胃肠系统的特殊异常感觉。症状的出现取决于中枢病变部位。儿童常常不能描述这些特殊现象，而仅可能表现为异常的害怕现象。局限于一侧肢体阵发性发麻或刺痛者,称局限性感觉发作。视幻觉性发作多出现眼前闪光或有光亮的物体在眼前闪动。嗅幻觉者多阵发性地闻到特殊的味道，如尸臭味、烧汽车轮胎的味道或火药味等。

自主神经症状和部分性发作

顾名思义，这是指不能由我们随意支配的神经中枢的病变所致。较常见的症状是循环、呼吸和消化系统的症状。发作时表现为植物神经功能障碍，如面部或全身皮肤发红、苍白，血压升高，出汗，惊慌，心悸，流泪，恶心，呕吐，肠鸣，腹痛，强制性大小便，头痛，嗜睡等。这些症状都与植物神经系统有关，具有突然阵发和自然缓解的特点。

以识别障碍为主的发作

这类患者往往突然发生记忆障碍，原来很熟悉的东西或物体一下子不认识了。有的患者表现“似曾相识”，即对陌生人或物产生熟识的感觉。有的表现“旧事如新”，即对熟识的人或环境产生陌生感觉。有的出现强迫性思维，即患者难以控制地去想像某一事物或情景。有些年轻患者往往不愿意将这些幻觉和自我感觉谈出来，怕人笑话，或说自己是精神错乱等。以上症状对医生确立诊断很有参考意义。

以意识障碍为主的发作

发作特点以暂时的意识丧失为主，有时合并一些如摸索、咂嘴等自动症。多见于成年人，意识障碍常在 1 分钟以上，约 40%的人有先兆。初起病时，患者往往并未意识到自己有意识障碍，常常是在正在进行的工作或谈话中止，而且有反复多次的发作后始以为病。有的则是由同事或家人提出患者有一时性“愣神或发呆”。

以情感障碍为主的发作

症状多为莫名其妙的情绪异常。也有的患者表现为无故的愤怒、恐惧或末日来临样感情变化。出现这些情况应尽快就医，区别是正常的感情变化还是病态发作。

以精神症状为主的发作

这种类型的发作以错觉、幻觉为突出表现。听错觉可表现为对音调高低、距离和性质感知的错误。视觉的变化是指清晰度、距离、形状、大小、移动速度等的变化。如有的患者感觉周围环境好像蒙了一层纱，有时看见地面起伏不平，有的视物显大或视物显小，都是常见的视错觉。

以精神运动症状为主的发作

此型发作前往往有先兆，如闻到一种难以形容的令人不舒服的或是特殊的味道；也可能看到一种异样状态，如物体变形扭曲、长大、缩小；也可能有一种对周围环境好像在哪里见过一样的似曾相识感；有时突然变得恐惧、激动、欣快、面色苍白或出汗、心跳等。先兆一般仅持续几秒或几十秒，接着出现精神运动性发作，其主要表现是意识混乱和自动症，以行为自动症和口咽自动症最常见。有时较为复杂的自动症则可表现为梦游或漫游。

就医须知

有病应求医
治病要积极

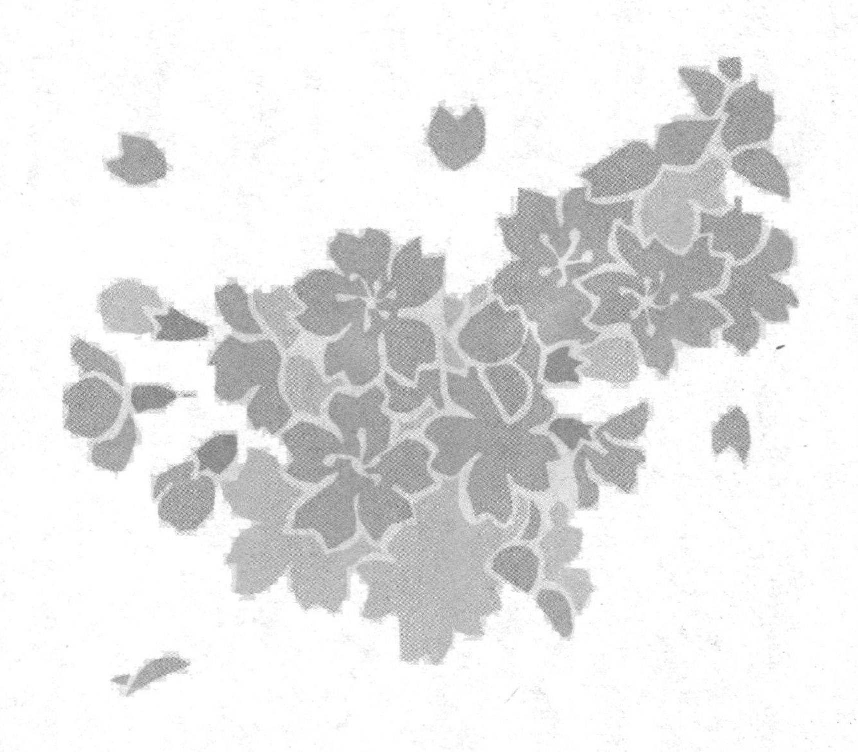

如果怀疑自己患了癫痫病，就应该主动就医，咨询有关诊断、治疗事宜。由于医院根据专业特点分科室越来越专业化，面对众多的科室，实令人难以准确选择就诊科室。加之癫痫发作复杂各异，除有众人称作“羊羔风”样的发作，如大发作、小发作、精神运动性发作、失神发作外，还有易被人们忽略的特异型发作，如头痛性、腹痛性、肢痛性、胸痛性、眼痛性、眩晕性、发痒性、哭泣性、发笑性、哮喘性、出血性发作等等。如果采取头疼治头、腹痛医腹的办法，势必要走弯路，既浪费时间，增加经济负担，又延误了诊断，错过有效的诊治时机。因此，患者必须根据自己的具体发作特点就诊。一般情况下，15 岁以前发作的患者首先应该到神经内科就诊，必要时请相关科室会诊，15 岁以后发作的患者应该先去神经外科就诊，排除易引发癫痫发作的原因或诱因后，转神经内科就诊。

检查须知

检查为诊断
病清好治疗

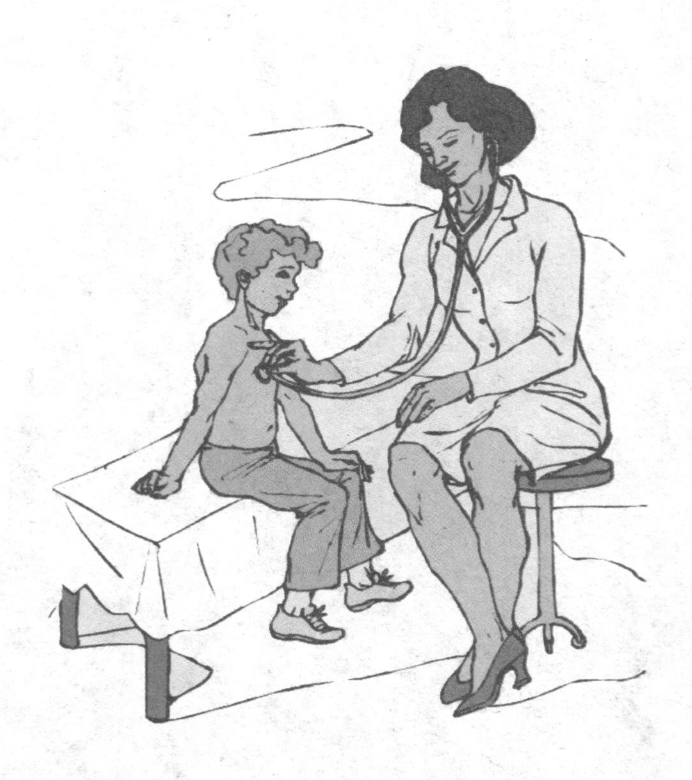

脑电图在癫痫诊断中的价值

临床上疑有癫痫病时，首先应详细了解病史及发作时的表现特征，其次应作脑电图检查，此项检查可作为一种极有价值的辅助诊断手段。一般认为，即使是在发作间期，也有80%左右的患者出现肯定的脑电图异常，而只有5%~20%左右的癫痫病人脑电图可表现正常。若能重复检查并使用适当的诱发试验，其阳性率可增加到90%~95%左右。尤其对于临床诊断困难的非典型癫痫发作、各种异型癫痫和隐匿型癫痫来说，脑电图检查的重要性更加突出，甚至起着决定性的作用。脑电图异常表现有助于癫痫的分类及癫痫病症的定位和定性，也有助于癫痫和其他发作性疾病的鉴别。但不应完全依赖脑电图，更不能单纯根据脑电图异常确定诊断，而应结合临床发作情况。少数患者只有脑电图异常，并无临床发作，这类患者当然不能诊断为癫痫。

检查脑电图时应注意些什么

（1）应停服各种扩血管药、神经调节药、镇静剂、兴奋剂及麻醉药品72小时。因为这些药物会影响脑电波变化，给诊断增加困难。

（2）作脑电图前应吃饱饭，洗干净头发，不使用任何种类的护发素等美发用品，以防出现伪差，影响结果判定。

（3）应在生理和病理状态比较稳定的情况下作脑电图。急性感染、神志障碍、发热、急性脑卒中、低血糖、电解质紊乱、酸碱失衡、妊娠、代谢性疾病、应激状态等均可影响脑电波变化，不利于准确诊断，故应尽量避免之。

脑电图正常可以排除癫痫吗

据统计，有5%~20%的癫痫病人脑电图正常。对于临床发作典型，抗癫痫治疗有效，脑电图正常，同时能排除其他疾病者，不能武断地否定癫痫的诊断。

头颅CT检查对癫痫的诊断有何意义

自CT应用以来，癫痫患者脑部病变的检出阳性率提高了20%。目前公认，对于大多数属继发性的症状性癫痫来说，头颅CT对探索其病因有重要价值。单纯部分性发作及单纯部分性发作发展为全身强直–阵挛发作的CT异常率最高。失神发作（典型小发作）与复杂部分性发作（精神运动性发作或颞叶癫痫）的CT异常率甚低，说明CT对这两种发作的诊断价值很小。最常见的全身强直–阵挛发作（大发作）的CT异常率也较低，表面看来远不如脑电图，但却能发现脑瘤、脑脓肿、脑囊虫、结节性硬化等器质性病变。继发性癫痫的CT异常阳性率高达60%以上，而特发性癫痫的CT异常阳性率仅为10%。有人认为，年龄越大，癫痫病史越短者，CT的异常阳性率越高，继发性癫痫的可能性也越大。

总之，头颅CT对诊断继发性癫痫极有价值，特别是表现为单纯部分性发作或从单纯部分性发作发展为全身强直–阵挛发作者。CT还可从大量拟诊为“特发性癫痫大发作”的病例中发现为数可观的脑部器质性病变。目前的CT检查对典型失神发作与复杂部分性发作的诊断价值不大。

癫痫患者需要作核磁共振（MRI）检查吗

由于 MRI 检查价格比较高，故对癫痫患者的检查资料还不很多，但从世界不同中心研究结果来看，MRI 检查对癫痫患者脑的异常检出率高于 CT 扫描所见。由于 MRI 能比较清晰地显示脑的白质与灰质，因此它能使脱髓鞘和其他的白质疾患在 MRI 检查中被发现。后颅凹疾患在 CT 扫描中较易漏掉，而 MRI 扫描则很容易发现。CT 扫描不能作矢状断面检查，而 MRI 则能作不同角度的检查。此外，由于 MRI 扫描中不用 X 线、同位素，也无其他离子，因而是无害的，可反复使用于各种年龄的患者，甚至胎儿。总之，MRI 检查优于 CT 扫描，对发现癫痫灶有重要意义，但并不能取代 CT 扫描。

单光子发射计算机断层显像检查（SPECT）

单光子发射计算机断层显像是把核素应用于 CT 的一种新的诊断技术。这是一种无损害性脑功能测定方法。

SPECT 在癫痫诊断方面的主要优点是：①应用普通核素便可获得三维显像。②由于可行局部脑血流量和脑血容量定量测定，故在脑形态学改变前即可发现异常。③对癫痫灶的定位大大优于 CT、MRI 和脑电图。④安全可靠，至今未见报告有不良反应者。

正电子发射断层扫描检查(PET)

正电子发射断层扫描因其是研究人体内生理过程的最新技术而著称。与 CT 和 MRI 不同，PET 图像不仅是结构图像，更重要的是功能图像。它能够反映脏器组织的生理和生化改变。除继发性癫痫大部分有明显的脑部器质异常外，不少癫痫病人没有脑器质性改变或结构异常，而只是脑功能障碍，所以 PET 是研究癫痫的最佳工具。

住 院 **须 知**

病重早治疗
住院康复好

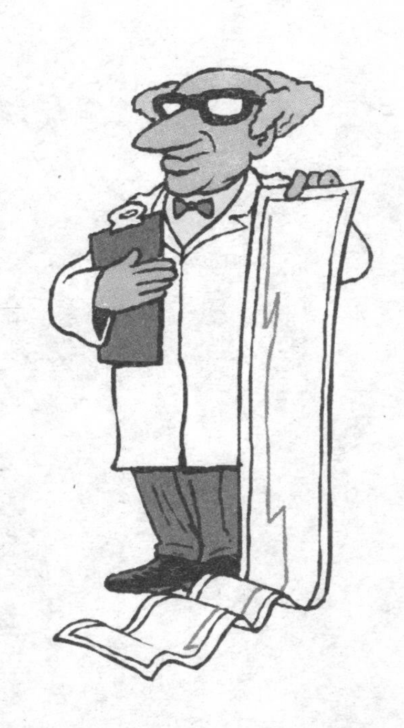

一般单纯部分性发作、异型性癫痫发作，以及间歇期较长，如几个月发作 1 次，甚至 1 年发作 1~2 次的小发作、失神发作等，无需住院，门诊治疗即可。如果是频繁的大发作且有合并症，特别是各种发作的癫痫持续状态，则需急诊住院治疗。癫痫持续状态是一种危险的急症，应速送医院，及时抢救，制止发作，否则可因生命功能衰竭而死亡。本症情况紧急，在发作后 1~2 小时内及时控制发作则预后较好。若发作得不到及时控制可转成不可逆的脑损伤。如果是在远离医院或交通不便的情况下，应立即给药控制发作，以赢得时间送医院作进一步的病因治疗。如果是原发性癫痫应首先于神经内科就诊，如考虑为继发性癫痫应及时请神经外科专家会诊。在发作间歇期除规律足量服用抗癫痫药外，可配合合理的饮食调理及有效的康复手段，必要时采取手术治疗，以期达到良好的疗效。

用药宜忌

用药知宜忌
对病更有利

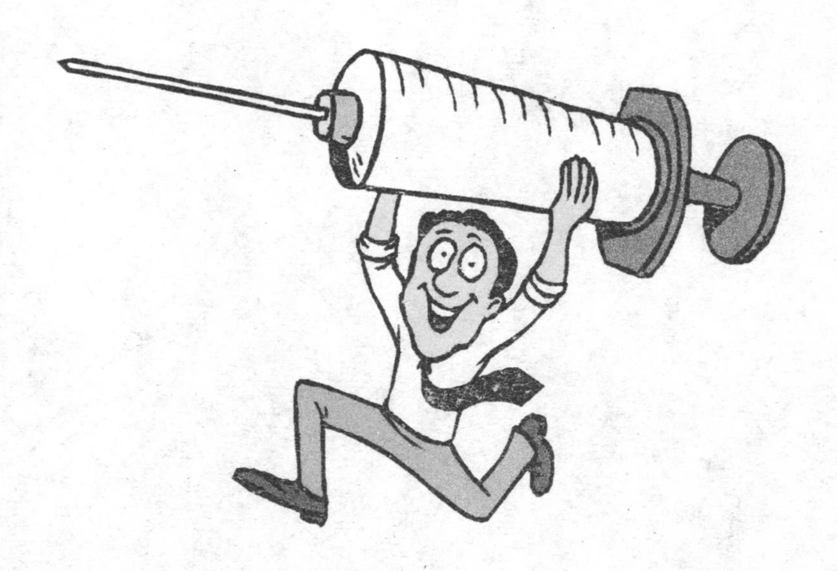

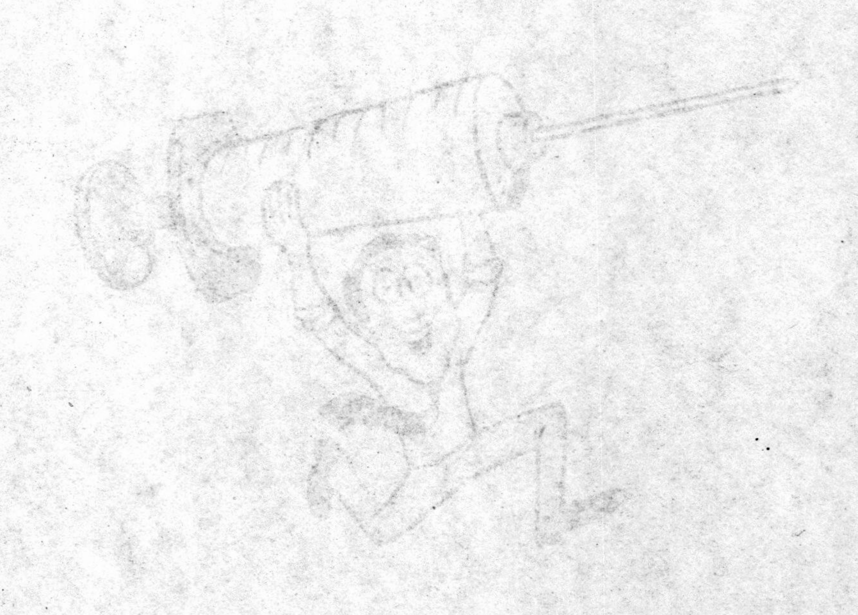

药物治疗癫痫的益处有哪些

癫痫无论是原发性或继发性，其最重要的治疗是控制发作，维持神经精神功能的正常，而控制发作的主要手段是药物治疗。用近代的有效抗癫痫药物，约80%的癫痫病人发作能获控制，余下的病人，特别是那些复杂部分性发作或症状性癫痫患者，可继续发作而成为难治性癫痫患者。另外一些病人，则因产生无法耐受的急性或慢性副作用而不能继续用这些药物。因此，需要效力更好的、毒性反应更小的新抗癫痫药物。

药物治疗癫痫前应注意什么

在决定用药时，癫痫的诊断应已确诊无疑。在用药前应向患者及其家人讲清，癫痫的治疗需要一个相当长的时期，而且应提及药物的毒副反应以及生活中的各种注意事项。治疗的目的是为了让患者过上和健康人一样的生活，因此，医生应对患者认真负责，从首次接诊到最后一次诊疗都应尽心尽力。

抗癫痫治疗有哪些用药原则

鉴于每一种抗癫痫药物不同程度地都有毒副作用，因此，医生在用药时应考虑到患者的预后和用药时间。首次发作的患者在调查病因之外，可能的话不应过早用药，应等到下次发作再决定是否给予长期的预防发作的药物。

用药原则是：①选用最适合控制本类型发作的药物。②从小剂量开始用药，逐渐增加剂量直到发作被控制或出现明显的药物毒副作用。作血药浓度测定有助于观察。③如果一种药物控制发作不理想，可增加第二种药，待发作控制后试行将第一种药逐渐减少，在减药期间若又发作则用原药量行两种药物联合治疗。④尽可能应用单一药物治疗。

如何选择抗癫痫药物

癫痫病人尽管其病因、严重程度、临床表现及病理生理情况各不相同，但这些对药物选择的影响很小，药物选择主要取决于发作类型。

1.部分性发作（单纯部分性、复杂部分性及继发全身强直-阵挛性）：卡马西平或苯妥英钠为首选。二线药物有苯二氮䓬类及乙酰唑胺。

2.全身强直-阵挛性发作：首选卡马西平、苯妥英钠，其次为苯巴比妥或扑痫酮及丙戊酸钠。丙戊酸钠的价值尚有争议，目前

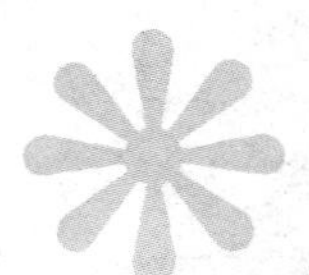

认为其最有效是用于原发性全身性癫痫，特别当脑电图显示3赫兹棘慢波放电，或当其为光敏性时。苯巴比妥及扑痫酮虽也有效，但其毒副反应妨碍其作为一线药物，特别在儿童期慎用。二线药物有氯硝西泮、氧异安定及乙酰唑胺。

3.失神发作：首选乙琥胺或丙戊酸钠，二线药物包括乙酰唑胺、氯硝西泮。苯妥英钠及苯巴比妥可加重失神发作。

4.强直性、失张力性或非典型失神发作：强直性发作首选卡马西平、苯巴比妥、苯妥英钠；失张力性发作则以氧异安定、氯硝西泮及丙戊酸钠为首选。

5.肌阵挛性发作：原发性肌阵挛性发作可用氯硝西泮、丙戊酸钠或乙琥胺，也可试用乙酰唑胺、氧异安定。

多种抗癫痫药物联合使用有哪些弊端

在临床实践中发现，多种抗癫痫药物合并使用易出现以下几方面的弊端：①慢性中毒：多种药物治疗的综合作用（如两种同类化学结构药物的副作用相加，或两种不同药物，但有相同副作用相加）是慢性中毒增加的重要因素。②药物相互作用：这也是引起或加重其中毒作用的重要因素，相互作用还可以引起血药浓度下降而减低疗效。③增加发作：多药治疗有时可使发作加频，如苯妥英钠中毒时发作加频，甚至出现癫痫持续状态。④目前临床上能应用的有效药物不多，任意联合两种以上药物治疗，使以后选择的余地大为缩小。⑤增加病人的经济负担。

抗癫痫药产生耐药性可能的因素

作用于中枢神经系统的药物，由于脑的特殊构造而具有其特定的特点，影响脑内药物浓度的因素包括药物通过血脑屏障（blood-brain barrier）的通透性，药物代谢的稳定性和脑的主动泵出机制。其中涉及药物从脑内泵出的传输系统包括与多药耐药相关系统、单羧酸系统和有机离子系统，在癫痫的耐药机制中，多药耐药基因及其相关蛋白的表达变化受到重视。

药物治疗效果不理想的影响因素有哪些

如果患者有如下情况，药物治疗效果往往不太理想：①有明显的脑结构上的损害。②从婴儿期开始发作。③一人患多种类型的发作。④智力发育不全。

治疗失败的原因可能有哪些

在用药物治疗的过程中，如果医生调整了各种方案，选用了多种药物仍不能控制发作时，应该想到治疗失败的原因可能有：①血药浓度低于治疗范围。②选药不对。③不按医嘱用药。④患者和家人反映的病情不够。⑤产生耐药性。⑥并发有进行性的神经系统疾病。⑦单一用药可能不如联合用药。

为什么要测定抗癫痫药的血清浓度

由于血清中的活性药物浓度与疗效及副作用间的关系比剂量和效果间的关系更密切，因此，监测血清中抗癫痫药物浓度是非常重要的。①每一种药物在血清中都有一个最好的治疗浓度范围，在此范围内，大多数病人显示出最佳的临床效果和最小的毒副作用。②许多抗癫痫药物的治疗范围很窄，疗效与中毒血清水平间的安全范围很小。③按照每千克体重所给药物获得的血清药物水平在不同的病人之间可能有明显差异。④即使发作类型相同，同一种药物对不同患者的疗效亦有差异。在考虑某药无效时，首先应明确该药的血清浓度已达到最佳治疗水平，方可作出无效的结论。⑤多药联用时，很可能引起药物间的相互作用，从而改变患者的药物排泄和治疗结果。⑥在遇到患者是否需要进行多药联用，以及是否应撤销药物时，监测血清药物浓度是非常必要的。⑦癫痫以外的其他疾病影响了药物的吸收排泄，进而改变了血清药物水平。⑧判断病人是否按照医嘱服药。

何时测定抗癫痫药物的血清浓度

1.开始用药、调整剂量或加用其他药物时，治疗开始2~3 周，当血药浓度达到稳态时，应进行血清药物水平监测，了解监测结果与临床效果的关系，以便判断用药剂量是否适宜。

2.治疗失败，毒副作用明显，怀疑未遵医嘱用药时，血药浓度过低的原因是用药剂量不足或是代谢率过高，而血药浓度过高则可能是用药剂量过大或由于低代谢率所致。

3.患者若合并有其他病变而需用药时，有必要进行血药浓度监测，因为合并的其他病患及治疗也许会影响抗癫痫药物的吸收和蛋白的结合及排泄率，从而改变血药浓度和药物的疗效。

4.在妊娠期，尽量控制发作、减少药物的毒副作用、避免药物对孕妇和胎儿的损害应是医生的首要任务。在妊娠期，由于大多数抗癫痫药物的吸收和代谢有明显的改变，稳态血清浓度降低，发作危险性增加，因此一些患者可能要增加药量。

5.如果临床症状发生变化，应常规进行血药浓度测定，这可为医生了解用药是否合适提供依据。

6.评估药检结果时，必须了解某些临床资料，这些资料包括年龄、体重、性别、诊断、临床情况、送检目的、服药的种类、日服药总剂量、最近一次服药与采集标本的间隔时间等。标本采集最好在早晨第一次服药前进行。

哪些抗癫痫药物有致畸作用

苯妥英钠可致颅面异常，如内眦赘皮、斜视、双眼距过远、身异常、大嘴突唇、低鼻梁、短鼻、短或有蹼的颈等。也可见肢体缺陷，包括指及指甲发育不全，子宫内胎儿发育迟缓，小脑畸形及轻至中度精神迟缓。丙戊酸钠可致脊柱裂等神经管缺损。卡马西平可引起胎儿发育延迟。三甲双酮最具致畸作用，包括颅面异常，低鼻梁，内眦赘皮，先天性心脏病等。

哪类癫痫适合单一用药

大多数类型的癫痫患者开始都应用单一药物治疗，特别是：①发生在成人的大发作；②儿童小发作伴有双侧对称 3 赫兹棘慢波发作；③中央区发作；④部分性发作，不计其病程长短。

药物选择：苯巴比妥最常用于小发作以外的所有癫痫类型；丙戊酸钠用于原发性全身性癫痫，特别是有失神发作时；苯妥英钠和卡马西平用于部分性发作。通常，除苯巴比妥外，其他抗癫痫药均被乐于用作儿童癫痫尤其是幼儿癫痫的单一治疗。儿童对苯巴比妥常不能耐受，易导致精神运动性兴奋、性格改变和睡眠障碍等。

哪些类型的癫痫适合多种药物治疗

确认为难治疗的癫痫病例和单一疗法虽安排较好但仍不能控制发作者，如癫痫大小发作对丙戊酸钠反应不佳者，精神运动发作提示有脑组织严重而广泛病变者，适合多种药物治疗。小发作变异型则一开始就需多种药物治疗。

药物选择：联合使用两种或数种药物，从小于单一所给剂量给药，使发作得以控制，既减少药物过量的危险，又增强抗癫痫作用。一般以苯巴比妥为基础药，治疗原发性全身性癫痫并有大小发作者辅以乙琥胺、丙戊酸钠、双酮类；治疗精神运动性发作辅以卡马西平；治疗其他类型的部分性发作或全身性癫痫辅以苯妥英钠；治疗继发性癫痫或抽搐时辅以多种药物。如苯巴比妥治全身性发作，卡马西平或乙内酰脲类治疗小发作变异，一种抗癫痫药治疗失神、肌阵挛或跌倒发作等。但苯巴比妥很少和扑痫酮合用，因后者大部分经代谢转变为苯巴比妥而有引起苯巴比妥过量的危险。

如何判断是否可停用抗癫痫药

1.至少 2 年不发作的癫痫患者可停药。

2.如果脑电图有发展倾向则不应停药。

3.如果脑疾病仍活跃则常不应停药。

4.青春期前患者抗癫痫治疗常需继续服药至青春期以后。

5.考虑复发难以处理则不应停药。

如何减药、停药

减药应逐步进行，常在 6~14 个月内完全停用，视剂量大小每月减少 1/2~1/3。常先减去毒性大的药物。若减药或停药后复发，应恢复用药并紧接复发前剂量服用。

抗癫痫药物治疗过程中如何增加剂量

抗癫痫药物的剂量增加，原则上取决于几个方面：①有效剂量是否明确；②不良反应与剂量关系及出现规律；③药物的药代动力学特征；④药物的起效时间。

抗癫痫药物个体化治疗的原则应采用“治疗—效果”判断原则，通常从小剂量开始，逐渐加量至疗效最大而不良反应最小的水平。和其他抗癫痫药物一样，托吡酯加量的时间表也应该在这一总原则下做出安排，采用药物逐渐加量方式使血药浓度比例增加，是治疗癫痫最成功的策略。托吡酯每周递增一次的加量方法是通过大量的临床研究所获得的比较科学的方案，相对快速及慢速加量方案而言，每周加量一次具有疗效好、安全性高、患者依从性好等优点。

常 用 药

有病早治疗
信医更重要

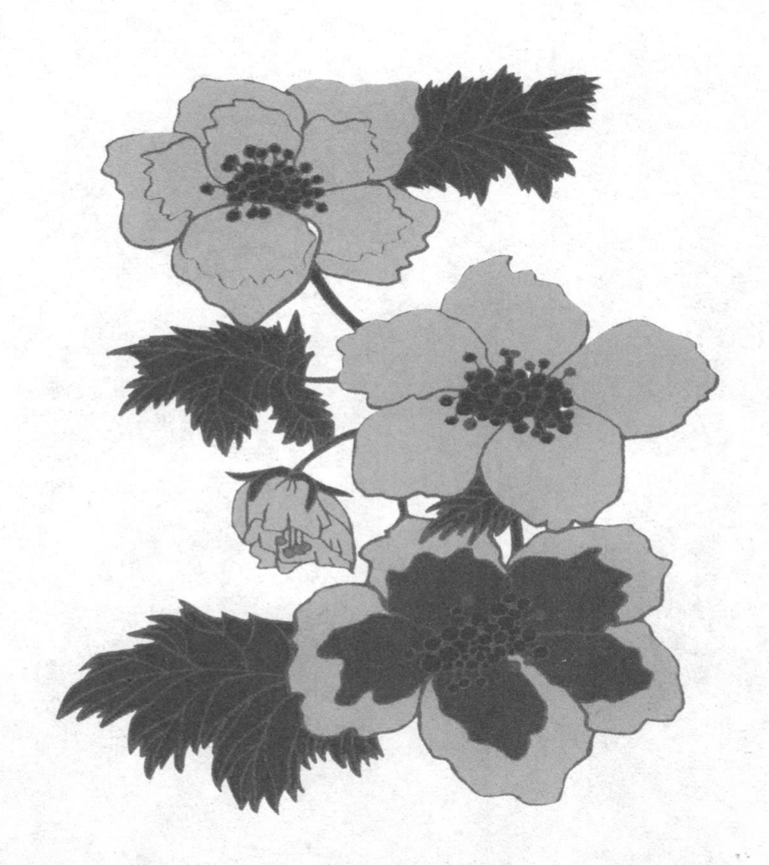

抗癫痫的一线药物有哪些

苯妥英钠、卡马西平、丙戊酸钠、苯巴比妥、扑痫酮、乙琥胺、苯二氮 类为治疗各型癫痫的一线药物。

苯妥英钠

本药对治疗部分性发作和全身强直–阵挛性发作的效果是肯定的。

口服后迅速在十二指肠被吸收，成人单剂口服后4~8

小时内血药浓度达峰值。肌肉注射吸收速度比口服慢而且吸收不完全，故不主张肌肉注射。一次口服后其药效可维持 13 小时。因此，以每日 2 次为妥。成人一般维持量为每天 200~400 毫克，儿童为每天每千克体重 5~8 毫克。一般认为，苯妥英钠的有效血药浓度为 10~20 微克/毫升（40~80 微摩尔/升），血药浓度升至 20~30 微克/毫升（40~120 微摩尔/升）时，临床中毒的体征增加。

苯妥英钠加速口服避孕药及扑痫酮的代谢，还可减低安替比林、氯丙嗪、地基米拉、维生素 B_6 等药物的血药水平。氯霉素、异烟肼等抑制苯妥英钠的代谢。

主要副作用为皮疹、复视、共济失调、低血钙、齿龈增生、致畸等。严重副作用有剥脱性皮炎、淋巴结肿大、系统性红斑狼疮等。

卡马西平

卡马西平是治疗部分性发作及强直–阵挛性发作的首选药，但对失神发作无效。口服后吸收慢而不稳定，一般6~12小时内血药浓度达峰值。儿童和新生儿吸收较快。成人日剂量为300~600毫克，最大剂量不超过1200毫克，分2~3次口服。有效血药浓度在9~12微克/毫升（40~50微摩尔/升）时通常无不良反应。

卡马西平单药应用优于和苯妥英钠合用。西咪替丁、丙氧吩、维拉帕米、红霉素能升高卡马西平血药水平。卡马西平能加快丙戊酸钠、乙琥胺、苯妥英钠、氯硝西泮及华法林的代谢速度。

主要副作用为皮疹，白细胞降低，共济失调。严重副作用为再生障碍性贫血和粒细胞缺乏症。

丙戊酸钠

丙戊酸钠首先用于治疗失神发作、肌阵挛发作，也可用于全身强直–阵挛性发作，最有效的是治疗原发性全身性癫痫。

成人一般维持量为每天600~1800毫克，儿童每天每千克体重30~40毫克，最好分2~3次于饭后口服。口服后迅速完全吸收，1~4小时血药浓度达峰值。抗癫痫发作的有效血药浓度范围为50~110微克/毫升（350~760微摩尔/升）。

丙戊酸钠能抑制苯巴比妥的代谢，还可以增强乙醇等对中枢神经系统的抑制作用。水杨酸能增加丙戊酸钠的血药浓度。

主要副作用为皮疹、共济失调和体重增加，严重副作用为肝病和血小板减少。

苯巴比妥

苯巴比妥为治疗强直–阵挛性发作及阵挛性发作的一线药物，也用于其他类型如部分性发作，只有失神发作反可被苯巴比妥所加重。其抗癫痫效果和苯妥英钠相当。

制剂规格有30毫克和100毫克两种，注射剂为100毫克。成人常用维持量为每天60~180毫克，一般在就寝前服用。苯巴比妥口服吸收完全，但吸收速度可受药物剂型和食物的影响而不同。血药浓度达峰值的速度口服约1~6小时，肌注0.5~6小时。一般苯巴比妥血药浓度大于10微克/毫升（42微摩尔/升）可见临床疗效改善，超过40微克/毫升（172微摩尔/升）则疗效下降，且出现不良反应的发生率较高。

由于苯巴比妥是肝混合功能氧化酶的强有力诱导剂，因此能改变许多药物如华法林、抗生素、抗癫痫药、口服避孕药及各种内源性物质的代谢。

主要副作用为皮疹和共济失调，严重副作用为剥脱性皮炎。

扑痫酮

扑痫酮用于癫痫的适应证和苯巴比妥完全相同，功效和慢性毒性反应亦大致相同。

扑痫酮的剂型为每片 250 毫克，成人一般维持量为每天 500~1500 毫克，分 2 次服。口服吸收好，用药后 2~5 小时血药浓度达峰值。其血药浓度超过 15 微克/毫升（70 微摩尔/升）可出现副作用。

异烟肼、硫噻嗪及丙戊酸钠均可抑制扑痫酮的代谢，致血浆中扑痫酮增高。同用酶抑制剂时，血浆中扑痫酮代谢量减少。

副作用有嗜睡、无力、恶心及昏晕等。

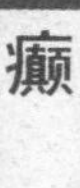

乙琥胺

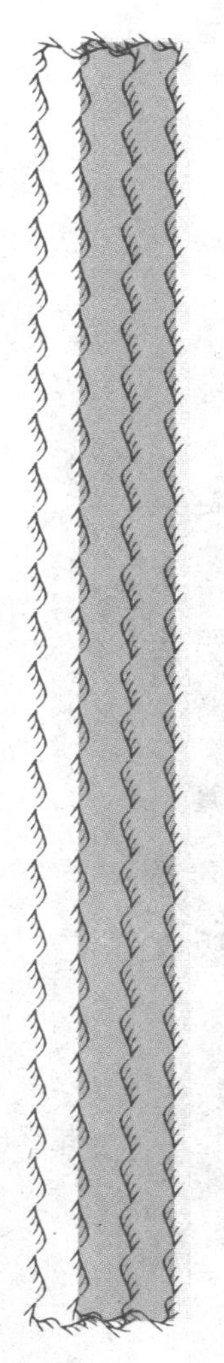

乙琥胺主要治疗失神发作。

常用剂型为250毫克的胶囊，也有5%的糖浆。成人维持量为每天500~1500毫克，儿童为每天每千克体重10~15毫克或5%糖浆5~10毫升，口服后在胃肠道迅速完全吸收，几乎完全生物利用，3小时内血药浓度达峰值。半衰期为20~70小时，日用1次已足。有效血药浓度为40~120微克/毫升 (200~850微摩尔/升)。

副作用有恶心、腹部不适、嗜睡、食欲不振、头痛、皮疹及精神症状。严重副作用为粒细胞缺乏。

氯硝西洋

氯硝西洋是苯二氮䓬类。主要用于肌阵挛性癫痫发作、失神发作。在儿科应用较多。氯硝西洋也是一种治疗癫痫持续状态的有效药物。

国产的氯硝西洋片剂有 0.5 毫克及 2 毫克两种，注射剂为每支 1 毫克。成人维持量为每天 3~8 毫克，儿童每天 1~4 毫克。口服吸收好，约 4 小时血药浓度达峰值。

主要副作用为嗜睡和共济失调。

还有哪些抗癫痫药物

除一线抗癫痫药物外，还有其他种类的制癫药，也称二线药物。

其他乙内酰脲类：3-甲基苯乙妥英、乙基苯妥英及丁硫妥英。

其他巴比妥类：甲苯比妥、甲基巴比妥、双甲醚苯比妥。

其他琥珀酰胺类：甲琥胺、苯琥胺。

磺胺类：乙酰唑胺、硫噻嗪。

唑烷双酮类：三甲双酮、对甲双酮。

其他苯二氮　类：氧异安定、硝西泮。

其他抗癫痫药：苄氯丙酰胺、副醛、皮质类固醇类。

新 药 特药

新药特药出
疾病会早除

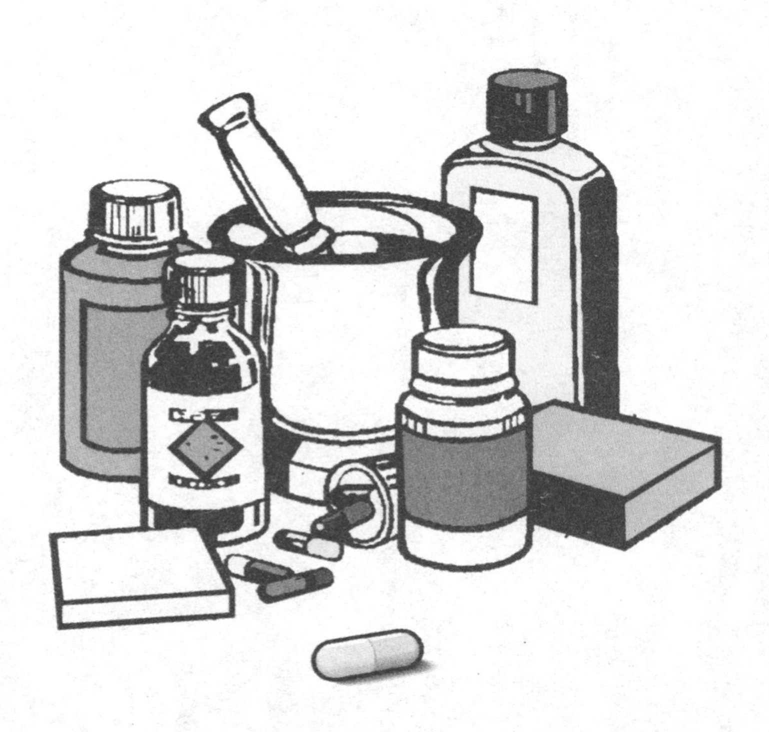

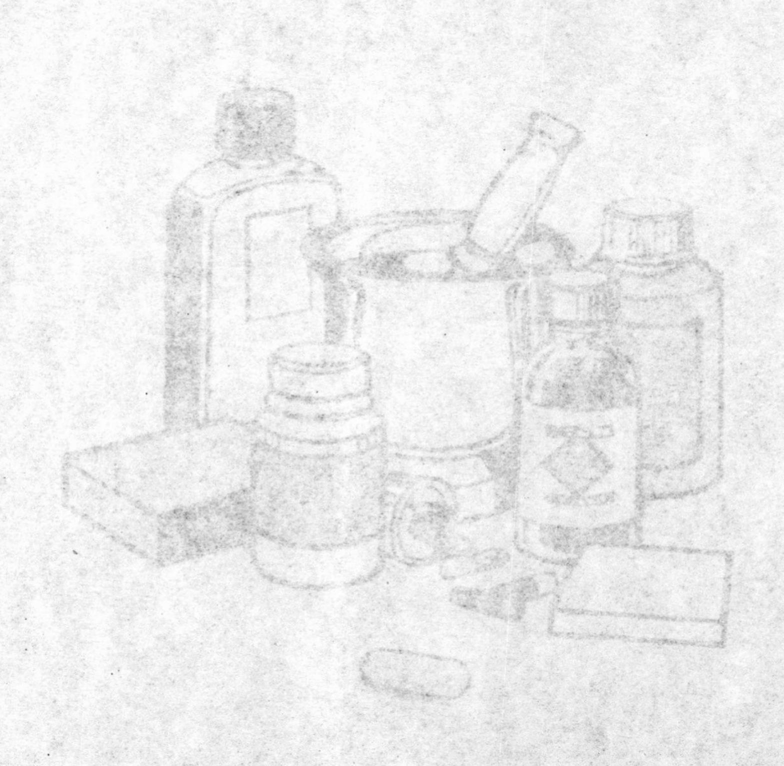

新型抗癫痫药物有哪些

目前临床上试用的新的抗癫痫药物有：

1.增强中枢抑制作用的药物：氨乙烯酸、加巴喷丁、司替戊醇、氟柳双胺、米拉醋胺、美西律、妥泰。

2.减低兴奋性传递的药物：MK-801、拉莫三嗪。

3.其他：西比灵、奥卡西平、唑尼沙胺、登齐醇、萘米酮、非氨酯、桂溴胺、氟吡氨酯。

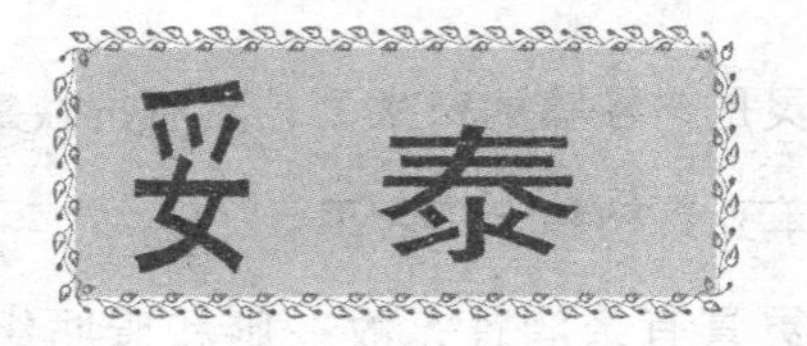

妥泰（托吡酯）是一种新型抗癫痫药物，也是一种结构独特的抗惊厥药，用于治疗伴有或不伴继发性全身发作的部分性发作的癫痫患者。

用法：在每晚 25 毫克应用 1 周后开始加量，其递增剂量为每周 25~50 毫克，分作 2 次给药。妥泰服药时不受进食影响。每天 200 毫克可作为妥泰的最低有效剂量。

不良反应：最常见的不良反应是恶心和四肢麻刺感。部分病人体质下降、感觉异常、认知功能障碍（通过缓慢逐渐增加剂量常常可以预防），肾结石患者应慎用。

西比灵

西比灵是肉桂嗪的衍生物，具有抗缺氧、抗惊厥作用，类似苯妥英钠和卡马西平。

西比灵具有亲脂性，故在脑和脂肪组织中含量较高，且口服吸收比较好，广泛分布于深层组织间隙。因其分布时间长，故半衰期亦长，平均为 19 天。连续恒量给药可在 2~3 个月达稳定的浓度。该药可被全部代谢而从粪便中排出。西比灵的起始剂量为每天 10 毫克，对控制效果不佳而又无副作用的患者每隔 3 日增加 5 毫克，直至每日量达 25 毫克。西比灵的有效血药浓度为 60 微克/毫升。不同受试者血中西比灵浓度各异，一般均在药量增加时血药浓度升高，直至饱和浓度。使用具有诱导作用的抗癫痫药物，西比灵的血药浓度偏低。

西比灵和其他抗癫痫药在代谢过程中不产生相互影响。

主要副作用为嗜睡和体重增加。

应用西比灵治疗癫痫是癫痫治疗进展中一项新的突破。

拉莫三嗪

拉莫三嗪是一种新型广谱抗癫痫药，对各种顽固性癫痫和各种癫痫发作类型均有很好的疗效。

口服在胃肠道吸收良好。血药浓度在口服 2.5 小时达高峰。初次用量 50 毫克，每日 2 次，2 周后逐渐加量至 100 毫克，每日 3 次。

拉莫三嗪与常用抗癫痫药联合应用有协同作用。与卡马西平合用时可导致卡马西平环氧化物血浓度增加，加重其副作用。与苯妥英钠、卡马西平、苯巴比妥合用使代谢加快，与丙戊酸钠合用使代谢减慢。

主要副作用有胃肠功能紊乱、嗜睡、头昏、头痛、复视、激动、共济失调。

奥卡西平

奥卡西平是酮类的酰胺咪嗪。常作为成人部分性癫痫的单药治疗，也作为部分性癫痫或继发全身性发作的成人和4~16岁儿童添加治疗。作为难治性部分性发作的添加治疗，安全有效。奥卡西平口服吸收迅速安全，生物活性几乎不受摄食的影响，达到最大血浆浓度的时间为2小时，半衰期2小时。

成人起始300毫克，晚上服用，然后一天2次，以后每日增加300毫克。单药治疗平均每日剂量为600~1200毫克，多药治疗900~3000毫克，较大剂量可分三次服用。

不良反应：最常见的是嗜睡、头晕、头痛、恶心、疲乏、皮疹和复视，少见有低钠血症和粒细胞缺乏症。

其他治疗方法

其他疗法众
据病慎选择

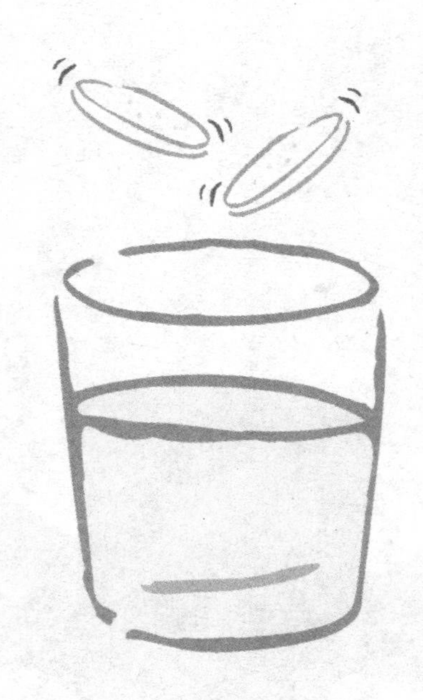

手术治疗癫痫的适应证有哪些

1.难治性癫痫，长期系统抗癫痫药物治疗无效；癫痫病程在4年以上；癫痫发作严重频繁，每月至少发作4次以上者；因癫痫而使病人不能正常生活、工作或学习者。

2.致痫灶不在脑的主要功能区，且手术易于到达，经药物治疗效果不够满意，而手术后估计不致造成严重残废的部分癫痫。

3.脑部有器质性病变的症状性癫痫，病变可经手术切除者。

癫痫的手术方式有哪几类

癫痫的手术方法大致分为两种：①致痫灶切除术，如脑回切除术、脑叶切除术、大脑半球切除术等。②阻断或毁损癫痫放电的扩散径路，如大脑连合切开术，杏仁核毁损术等。目前采用的手术有以下六类：

1.颞叶切除术：适用于痫灶位于一侧颞叶的颞叶癫痫患者。

2.脑皮质切除术：在软脑膜下切除致痫灶区的脑皮质。适用于治疗局灶性癫痫。

3.大脑半球切除术：将致痫灶一侧的大脑半球皮质完全或次全切除，保留基底节及上脑。适用于婴儿性偏瘫伴有严重癫痫发作和行为失常的癫痫患者。

4.脑立体定向手术：适用于颞叶癫痫伴有攻击行为的患者，两侧颞叶有致痫灶的病人，和虽有两侧颞叶异常放电，但经各种方法均不能定侧的病人，以及一侧颞叶切除后又因对侧颞叶内侧结构异常引起复发性癫痫的病人。

5.大脑连合切开术：适用于难治性癫痫、全身性癫痫、癫痫持续状态、多病症性癫痫和一侧大脑半球萎缩者。可取代大脑半球切除术。

6.慢性小脑刺激术：适用于全身性癫痫发作或有两侧颞叶癫痫灶的病人。

心理治疗对癫痫有何重要意义

癫痫患者往往对癫痫的频繁发作产生恐惧、焦虑、紧张的心理，从而进一步促使发作。另一方面，患者有自卑心理，并对治疗缺乏信心。此外，癫痫可伴发各种精神障碍。为此，除抗癫痫药物、精神药物及外科治疗外，对癫痫病人的心理治疗也是十分重要的。

心理治疗又称精神治疗，是指应用心理学的原理、方法和技巧来改善病人的症状，达到治疗目的的一种治疗方法。一般采取安慰、支持、劝解、保证、疏导和环境调整等，并进行启发、诱导、教育，帮助患者认识疾病的本质，了解发病的原因及其症状，提高他们的认识水平，增强其信心，促使其身体康复。现代心理治疗的方法很多，常用的有认知疗法、个别心理治疗、集体心理治疗、暗示治疗、催眠治疗、行为治疗及生物反馈治疗等。

中医对癫痫是怎样认识的

中医将癫痫大发作称为“羊痫风”。中医认为，火热炽盛，转化为风，可产生癫痫发作；痰聚经络，使肝气失调，气逆痰涌，阻塞清窍，以致突然昏倒；惊恐伤肾，以致肾虚肝旺，水不涵木，导致惊痫；气虚血瘀可导致痉挛发作；饮食不节、乳食所伤亦可诱发癫痫，称为食痫。

中药治疗癫痫

根据中医理论常采用以下方法：

1.定痫熄风：用五痫神应丸，定痫丸，温胆汤，风引汤，磁朱丸等。

2.豁痰开窍：如紫石英散加减，五不散，黄芫花，牵牛子，礞石，白矾，石菖蒲等。

3.清心泻火：如牛黄，橄榄，硼砂等。

4.活血化瘀：如黄芪赤风汤，血府逐瘀汤等。

5.育阴潜阳：如柴胡龙骨牡蛎汤加减，风引汤加减等。

6.扶正固本：如香砂六君子汤，人参养荣丸，河车大造丸等。

针刺疗法治疗癫痫

运用针刺治疗癫痫，早在《灵枢·癫狂》中已有记载，历代又有发挥。如符继蕃取太溪、照海、天井、神门、百会等穴，用强刺激手法。关多吉等用3组穴位轮流治疗：①四神聪、肾俞、申脉、内关；②百会、大椎、照海、间使；③风池、陶道、腰奇、神门。都收到一定效果，但总的来说疗效并不理想。

穴位埋线治疗癫痫

曾有人报道，在长强穴处埋羊肠线治疗癫痫患者300例，有效率达52.5%。也有人主张在双足三里穴、双绝骨穴埋线。此外，尚有用药物埋藏法治疗癫痫的报告，其原理与埋线法相似。

家庭**保健**

医学常识多
保健在自我

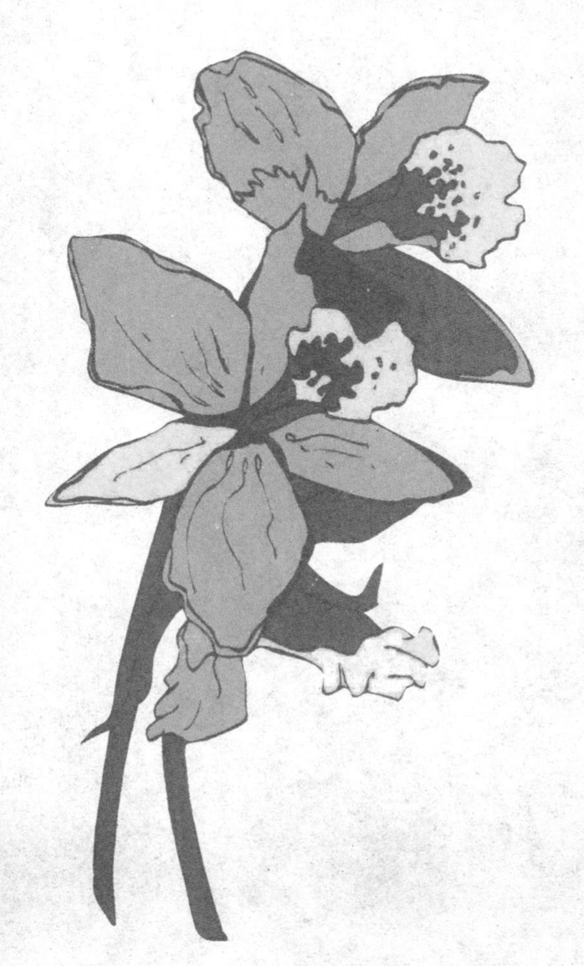

癫痫病人的护理要点有哪些

对出现智能低下和精神异常的患者，决不能嘲笑、戏弄、甚至打骂他们。病人提出来的要求若是合理的应适当满足，不合理的则应耐心解释，但决不应无原则地迁就、敷衍或欺骗，也不要与患者争执冲突。对于生活不能自理的患者应定期为其洗澡理发，气候变化时要随时增减衣服。对那些情绪低沉、多疑、多虑的患者应鼓励和带领他们进行文娱活动或参加简单的体力劳动，这些措施有助于稳定情绪。此外，还应根据患者的年龄、职业和个人爱好情况安排合适的作息时间，睡眠应足，但也不能整天躺在床上。有烟酒嗜好者应尽量劝其戒掉。

癫痫病人外出时应注意什么

癫痫发作往往突然发生，所以癫痫患者一般不应驾驶机动车辆。即使是骑自行车，也应严格遵守交通规则。步行时应尽量在人行道上行走，横穿马路要走人行横道。家长要教育和管理儿童不要在公路和铁路上玩耍。

癫痫患者在室内设施方面应注意些什么

癫痫患者独自休息的卧室内最好不要陈设棱角突出的家具，地板应保持清洁，有条件者可铺设地毯。床上不应有剪刀之类的尖锐物品。经常发作且发作前无先兆者，如果不得不配戴眼镜的话，那么在配眼镜时最好配制镜框、镜片结实的眼镜。

癫痫患者睡眠时应注意什么

复杂症状的部分性发作（精神运动性发作）多在夜间发作，有些患者的大发作也多在睡眠中或凌晨突然发作。推测可能是由于睡眠加深时，呼吸也加深变慢，造成过度换气，大量的二氧化碳被呼出，体液偏于碱性，容易激发脑神经元放电所致。所以，凡有夜间发作习惯的患者白天不应过度疲劳，以避免入睡太深。另外，培养良好的作息习惯也是很重要的。

癫痫患者应注意补充维生素

研究表明，抗癫痫药物能引起维生素K、叶酸、维生素D和钙、镁等物质的缺乏。维生素K和血液凝固有关，缺乏时易引起出血。蔬菜、豆油和蛋黄中一般均含有大量维生素K。维生素D、钙、镁与骨骼、牙齿的生长有关，钙的缺乏还易致发作加重和不易控制。所以，儿童期应供给足够的维生素D、钙和镁。鱼、鱼肝油、脂肪、蛋类、牛奶中均含有丰富的维生素D。螃蟹、虾、鸡蛋、骨粉、黄豆、豆腐、瓜子、核桃、山楂、榨菜等食物中则含有相当量的钙质。小米、豆类、小麦中含有丰富的镁。叶酸和癫痫发作有关，缺乏可致发作增多。动物肾、牛肉、绿叶蔬菜中均含有叶酸，但烹饪时易被破坏，故应注意烹饪时间不宜过长。维生素B_6和γ-氨基丁酸的生成有关。米糠中的维生素B_6最丰富，麦麸、牛肝、鲑鱼中亦含有大量维生素B_6。

癫痫患者一次不要服用大量甜食

近来有研究表明，一次服用大量甜食后，由于大量的糖进入血液，会激发体内分泌过多的胰岛素（一种能降低血糖浓度的激素），从而使血糖很快下降，血糖过低导致脑的能量不足而促发癫痫发作。但这并不意味着患者不能吃糖和甜食，一般食品中含的糖、水果、水果糖都可食用，但一次不要吃得太多。

癫痫患者应戒烟戒酒

烟中含有的尼古丁对身体的损害是肯定的，是否可以诱发癫痫目前虽无明确的证据，但也有医生发现有些癫痫病人的发作和抽烟有明显的关系。尼古丁对神经机能的影响目前尚不清楚，但尼古丁对脑血管的舒缩有明显的影响。由此看来，癫痫患者不应抽烟，如果有抽烟习惯但又无法戒掉时最好少抽，一天不得超过 5 支。

酒和癫痫发作有明显关系，长期大量饮酒可直接产生酒精中毒性癫痫。不少患者都有饮酒后诱发癫痫发作的经历。一些含酒精的软饮料如啤酒，在少量饮用时也许不会促发癫痫，但这也是因人而异，一个对酒精敏感的人，也许 1 杯啤酒就过量。癫痫患者饮酒有百害而无一利。

癫痫患者能喝饮料吗

茶、咖啡和可口可乐等饮料，如果适量饮用对癫痫发作没有促发的危险。但是大量饮用或一次饮用太浓的茶或咖啡亦同样可以诱发癫痫。茶、咖啡和可乐中都含有不同程度的兴奋神经的物质，它们能刺激脑中枢兴奋。而且一次大量饮用这些饮料后可能出现一过性“脑水肿”状态。这些因素都可使脑原有的抗惊厥能力降低，诱发癫痫发作。所以，癫痫患者不宜饮用浓茶，而以饮清茶为好，咖啡要煮得淡一点，要加牛奶饮用。还应注意的是，不论什么饮料一次都不应喝太多。

癫痫患者应纠正偏食和挑食的习惯

偏食对身体不利。体内除了需要糖、脂肪和蛋白质三大营养素之外，还要有足量的维生素、矿物质和水来维持正常的功能。偏食可造成维生素缺乏。纠正偏食的主要办法是要让患者认识到偏食的危害，把不喜欢吃但又必须吃的食品由少到多渐渐增加，过一段时间后就会习惯了。对儿童则应在他们喜欢的食物中加少量不喜欢吃的东西进去，或将他不喜欢吃的某种食物的色、香、味加以调整，改变形状后再食用。

运动对癫痫患者有何影响

体育运动是有益的，也是人们生活中不可缺少的。运动对患者有如下好处：①运动能使患者有成就感，增强自尊，是消除萎靡情绪最好的方式之一。②运动可锻炼各组织器官的协调功能，特别是运动平衡功能，这种功能对癫痫患者尤为重要，因为多数抗癫痫药都可能产生“共济失调”，即有运动不协调的副作用。③运动时的竞争目标，必须经过努力奋斗才能实现。这种努力精神并不单纯体现在运动项目中，在患者的生活、工作、学习中仍可作为一种精神力量去鼓励患者为某一目标而努力奋斗。

发作没有被完全控制的患者应选择一些非接触或半接触性质的运动，如跑步、排球、网球、羽毛球、乒乓球等。发作全部被控制者可参加篮球、足球等接触性运动，但对于登山、骑马、摔跤等运动仍应慎重。不论发作被控制或未控制，单独去游泳是不合适的，单杠、双杠、鞍马、吊环等项目一般不应参加，但自由体操是可以参加的。

癫痫患者就业时在选择工种上有哪些限制

由于我国社会制度的优越性，多数患者仍有机会参加工作。但癫痫患者不应选择的工作有：驾驶机动车辆和飞机，高空作业，近水作业，围绕重型机械作业，电工，消防作业，直接接触强酸、强碱、剧毒物品等有危险性的工作。特别是不宜选择癫痫发作时可能危害他人健康的职业，如外科医生、婴儿室护士、消防队员、警察及海陆机构的救护人员等。公共汽车、火车、飞机等驾驶职业，只要有过癫痫病史，无论现在是否发作都应绝对禁止。各兵种部门都严禁癫痫患者入伍。

癫痫患者能否生育

从优生学观点出发，原发性癫痫患者应禁止结婚生育，但在我国尚无明确规定，以下几点供参考。

(1) 禁止近亲婚配，特别应禁止双方均是原发性癫痫的近亲患者婚配和生育。

(2) 应劝阻双方均患原发性癫痫的非血缘关系的患者结婚，特别是一方或双方有癫痫家族史者，如已结婚者应禁止生育。

(3) 癫痫患者的父母一方或双方均有癫痫，患者本人又已生过患癫痫的子女，应禁止生第2

胎。

(4) 全身大发作型癫痫患者，又有广泛的棘慢复合波或多灶性棘波脑电图表现，且同胞中也有类似脑电图异常的患者，可与正常人结婚，但应禁止生育。

(5) 癫痫患者择偶时应作脑电图检查，如对方也有脑电图异常，特别是有痫样放电时，两者不应结婚，结婚后也应禁止生育。

(6) 女性癫痫患者又有明确家族史者，如已结婚，应禁止生育。

(7) 无明确癫痫家族史和家系脑电图异常的癫痫患者，在育龄期内癫痫治愈（包括脑电图恢复正常）1年后可生育。

预后康复

信心是个宝
祝君康复早

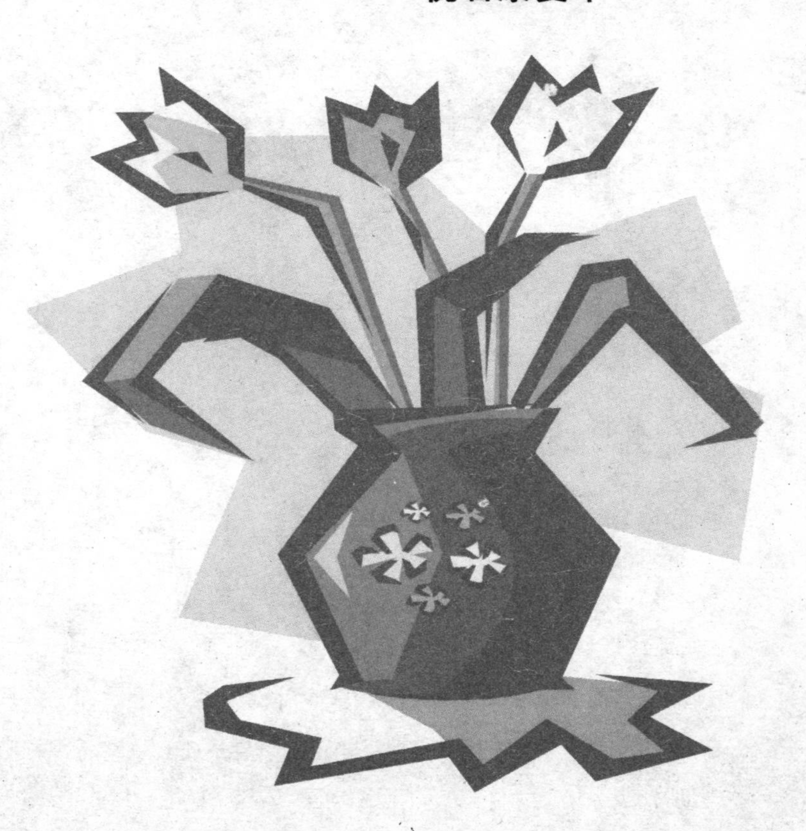

新生儿发作的预后

新生儿期从时间上定为出生后 2~4 周，随访期 6 个月~15 年。新生儿发作幸存者其病残包括脑性瘫痪、精神迟滞及癫痫的各种组合。约 1/3~1/2 有这类持久的病残，而成为慢性癫痫者不足 1/4。总病死率为 10%~46%,病死率与出生体重明显相关。从发作类型上来说，强直–阵挛性发作与随后脑瘫、精神迟滞、癫痫的发生明显相关，而新生儿肌阵挛只与以后的精神迟滞有关。随着发作天数增加，病残的危险性也增加。总之，新生儿发作幸存者随后病残的危险性相对较高，而癫痫的危险性相对较低，其前景与潜在的病因密切相关。

婴儿痉挛症的康复情况

婴儿痉挛症由于主要发生在先前有大脑损害的患者，且目前尚缺乏有效治疗方法，故预后不佳，后遗智力障碍者较多。发作可终止或转化成其他的发作类型。促肾上腺皮质激素可控制症状性及特发性发作，但只有特发性发作的患者在诊断后立即开始治疗才有可能保护其智力发展。继发性婴儿痉挛症的预后非常差。有学者认为，80%的特发性发作患儿，若在起病后42天内开始治疗，即可望全部治愈。

高热惊厥的预后

高热惊厥是儿童（尤其是年龄在6个月~3岁者）中最普通的痫性发作类型。第1次高热惊厥后未接受预防性抗癫痫药物治疗的儿童，复发的总危险性为50%，有2次高热惊厥的儿童约1/3将有3次或更多次的发作。曾有高热惊厥的儿童7岁时2%出现癫痫，而无高热惊厥的儿童在同一年龄发生癫痫的危险性只有0.5%。有学者认为，在1次高热惊厥后，癫痫的发病率为6%。5岁以前是发病最危险的时期，先前有神经缺陷或IQ低于70的患者最危险，40%将出现反复的非热性发作。同时认为，高热惊厥是IQ降低的重要原因之一。总之，高热惊厥的预后与第1次发作后是否彻底治疗呈正相关。

失神发作的预后

真正的失神发作在癫痫患者中只占3%，几乎所有的失神发作均发生于15岁之前，20岁时80%以上的病例发作消失。大约50%的失神发作将发展成全身大发作。除少数伴有严重大发作外，所有患者的智力及发育均正常。多变量分析提示IQ正常，神经检查正常。单纯失神发作患者预后好，而失神合并强直–阵挛性发作者则预后不好。5~7岁起病者预后最好。此外，有癫痫家族史、失神发作持续状态史者预后较差，女孩预后较差。

长期发作的患者预后差

一般认为，癫痫的病程越长，预后越差。随访的时间越长，复发的可能性越大。此外还发现短期缓解后复发非常普遍，随着观察期的延长，80%的患者可能成为长期发作患者。癫痫是一种长期慢性疾病，总的预后非常差，缓解率一般为20%~40%。

早期诊断治疗的患者预后如何

对早期诊断并早期治疗的癫痫患者来说，不管治疗方案如何，预后良好，与长期慢性患者的预后比较，差异非常显著。在70%~80%的早期诊疗患者中观察到迅速且持续的缓解。绝大多数首次复发在开始治疗的12个月内，但发作消失2年后再复发者罕见。在头12个月内复发的患者，以后的预后较同期内发作消失者显著恶化。

癫痫患者的生命预后如何

许多疾病的病死率可反映疾病的严重程度，但癫痫并不完全如此。癫痫患者的死亡是由于：①直接与发作有关，如癫痫持续状态或发作造成意外；②与发作无关，如其他疾病或自杀。据统计，死亡由癫痫状态引起者约23%~30%。

与预后有关的其他因素有哪些

成人癫痫患者中发作程度严重、次数频繁、有神经精神异常者，预后较差。发作起于1岁以前，发作频繁，有癫痫持续状态发生，疗程长，有神经精神障碍（特别是痴呆或大脑瘫痪），发作类型为婴儿痉挛、小发作变异、精神运动发作或混合发作，脑电图异常或进行性恶化，特别是弥散性异常或额颞区局限异常，脑室显著扩大，停药后复发者，预后较差。不同研究者均发现，神经系统检查有阳性体征和有精神症状者预后较差。严重癫痫、精神运动性发作、多于一种发作、癫痫持续状态史等发生智能障碍的比例上升。婴儿痉挛和小发作变异发生精神和智能障碍的比例较高。长期失神小发作的患者，20%产生智能低下。夜间发作者预后较好。轻度脑萎缩并不影响预后，而明显脑萎缩则表示预后不好。

关键词索引

关键词真好
检索更重要

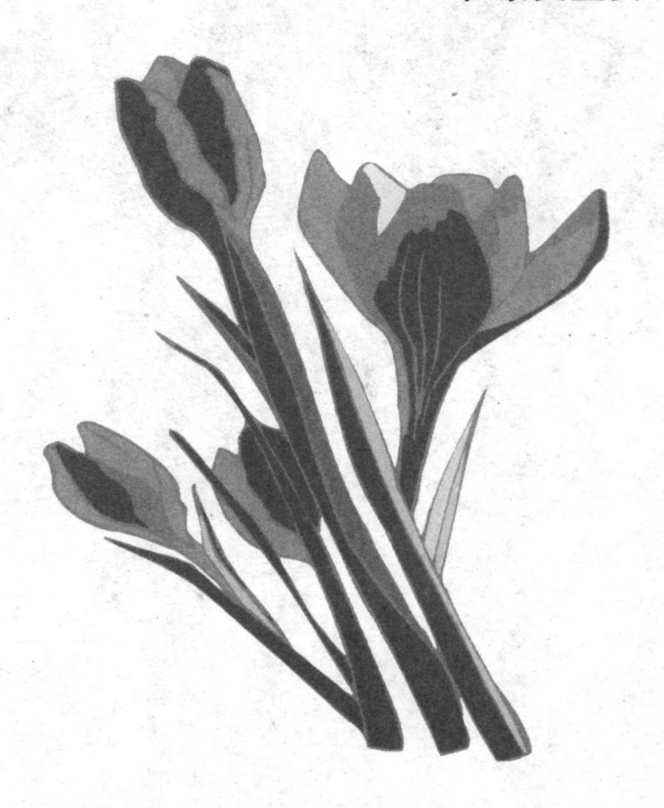

一画

三画

四画

五画

六画

七 画

八 画

九　画

十　画

十一画

十二画

十三画

十四画

十五画以上